Soins Infirmiers

en

Néonatalogie

Le Guide Complet

ALEXANDRE CAREWELL

Table des matières

Conclusion 215

« *Néonatalogie : quand les humains débarquent en version mini et qu'il faut encore installer les mises à jour !* »

Introduction

La magie de la néonatalogie : comprendre son importance

Dès les premiers instants où un nouveau-né ouvre les yeux sur le monde, la néonatalogie entre en scène. Ce n'est pas simplement une branche de la médecine ou une suite de protocoles médicaux, c'est le berceau où la science rencontre l'art, où la technique se marie à l'instinct, où chaque respiration, chaque battement de cœur est un miracle en soi.

La néonatalogie, c'est la rencontre entre deux mondes : celui, immense, de la médecine, et celui, tout petit, du nouveau-né. Et dans cet espace, où les gestes doivent être à la fois précis et doux, où les décisions se prennent dans un battement de cils, se cache une forme de magie. Cette magie ne s'explique pas uniquement par des chiffres, des diagnostics ou des équipements de pointe. Elle réside dans la capacité à redonner espoir, à apporter du réconfort, à créer des liens indéfectibles entre un enfant et ses parents, parfois même avant que ces derniers aient pu le prendre dans leurs bras.

Pour comprendre véritablement l'importance de la néonatalogie, il faut reconnaître qu'elle est bien plus qu'une discipline médicale. Elle est l'expression vivante de notre désir collectif de protéger, soigner et chérir la vie dans ses moments les plus fragiles. Chaque professionnel de la néonatalogie, de l'infirmier qui veille à la température de la couveuse, au médecin qui évalue les signes vitaux, est investi d'une mission : assurer que chaque nouveau-né, quels que soient les défis auxquels il est confronté, ait la meilleure chance possible de démarrer sa vie.

En regardant de plus près, la magie de la néonatalogie est omniprésente : dans la chaleur d'une main qui rassure, dans le doux murmure d'une berceuse chantée à l'oreille d'un bébé, dans la fierté d'une équipe qui voit un enfant quitter l'unité de soins en pleine santé. Cette magie est le reflet de notre humanité, de notre dévouement, et de notre compréhension profonde que chaque vie, aussi petite soit-elle, est d'une valeur inestimable.

L'infirmier(ère) en néonatalogie : un rôle central

Au cœur de l'unité de néonatologie, là où la vie s'exprime avec une force et une fragilité étonnantes, l'infirmier(ère) est un pilier. Sa présence est à la fois rassurante et essentielle, car c'est lui ou elle qui, souvent, devient le premier contact humain, la première voix douce, le premier toucher pour ces bébés qui viennent tout juste d'entrer dans ce monde.

Bien plus que de simples soignants, les infirmiers en néonatologie sont des veilleurs, des gardiens de la vie au sens le plus pur du terme. Ils sont les témoins silencieux des premiers battements de cœur, des premiers sourires, mais aussi des moments de douleur et de défi. Ils sont ceux qui, jour après jour, nuit après nuit, se tiennent aux côtés de ces petits êtres, leur offrant les soins, l'attention et l'amour dont ils ont besoin.

L'infirmier(ère) en néonatalogie ne se contente pas d'administrer des médicaments ou de surveiller des moniteurs. Il ou elle est un interprète subtil des signaux que ces nouveaux-nés, encore incapables de parler, transmettent. Une légère variation de couleur, un rythme respiratoire qui change, un comportement inhabituel, rien n'échappe à son regard expert. Grâce à son savoir-faire et à sa sensibilité, l'infirmier(ère) est capable de comprendre ce que le bébé ressent et de répondre à ses besoins avec une précision remarquable.

Mais ce rôle central va bien au-delà des soins purement médicaux. L'infirmier(ère) est aussi un soutien indéfectible pour les parents, souvent désemparés et inquiets. C'est lui ou elle qui les guide, les rassure, les informe et les accompagne dans cette aventure pleine d'émotions et d'incertitudes. Parfois confident, parfois éducateur, l'infirmier(ère) en néonatalogie tisse des liens profonds et durables avec ces familles, devenant un maillon essentiel dans la chaîne de soins et d'amour qui entoure ces bébés.

Etre infirmier(ère) en néonatologie, c'est embrasser une mission de vie. C'est choisir d'être là, au moment où la vie commence, pour veiller à ce que chaque bébé, quelle que soit sa situation, reçoive le meilleur départ possible. C'est choisir de mettre son cœur, son âme et ses compétences au service de ces petites vies qui, en retour, offrent une source inépuisable d'inspiration, de gratitude et d'émerveillement.

Chapitre 1 :
LE PARCOURS DE L'INFIRMIER EN NÉONATALOGIE

Comment se préparer pour une carrière en néonatologie

La néonatologie est un domaine médical spécialisé et exigeant, mais elle offre également des récompenses incomparables. Pour ceux qui sont attirés par ce champ d'action, la préparation pour une carrière réussie en néonatologie nécessite une combinaison de formation formelle, d'expérience pratique et de développement personnel. Voici les étapes pour se préparer adéquatement :

Formation initiale et spécialisation :

- Commencez par une formation en soins infirmiers ou en médecine, selon que vous souhaitez devenir infirmier(ère) néonatal(e) ou néonatologiste.
- Pour les médecins, après avoir obtenu votre diplôme en médecine, il vous faudra suivre une résidence en pédiatrie, suivie d'une surspécialisation en néonatologie.
- Les infirmier(ère)s devraient envisager une spécialisation ou une certification en soins infirmiers néonatals.

Expérience clinique :

- Travaillez dans des milieux pédiatriques pour vous familiariser avec les soins aux nourrissons et aux enfants.
- Effectuez des stages ou des rotations dans des unités de soins intensifs néonatals (USIN) pour acquérir une expérience directe.

Développement des compétences douces :

La néonatologie ne concerne pas seulement les compétences techniques ; elle exige également de la compassion, de la patience, et une excellente communication. Des formations en communication médicale ou en soutien émotionnel peuvent être bénéfiques.

Apprenez à travailler en équipe. La néonatologie est collaborative, impliquant souvent des spécialistes, des thérapeutes, des travailleurs sociaux et bien sûr, les familles.

Formation continue :

La médecine évolue rapidement. Participez régulièrement à des conférences, des ateliers et des cours pour rester à jour avec les dernières recherches et techniques en néonatologie.

Réseautage :

Rejoignez des organisations professionnelles liées à la néonatologie. Cela vous permettra non seulement de rester informé des dernières tendances, mais aussi de rencontrer des mentors et des collègues avec lesquels échanger des idées et des expériences.

Prendre soin de soi :

La néonatologie peut être émotionnellement exigeante. Il est essentiel de développer des stratégies de résilience, que ce soit par le biais de la méditation, de l'exercice, de la thérapie ou d'autres méthodes pour gérer le stress et éviter le burn-out.

Participer à la recherche :

Si vous êtes passionné par l'amélioration continue des soins néonatals, envisagez de vous engager dans des études cliniques ou des projets de recherche. Cela peut non seulement aider à faire avancer le domaine, mais aussi établir votre réputation en tant qu'expert.

Éthique et sensibilité culturelle :

Acquérez une solide compréhension des questions éthiques liées aux soins des nouveau nés. De plus, étant donné la diversité des familles que vous rencontrerez, une formation en sensibilité culturelle peut également être précieuse.

Se préparer pour une carrière en néonatologie demande du temps, de l'effort et un dévouement profond. Mais pour ceux qui sont appelés à ce domaine, le privilège d'accompagner des nouveau-nés et leurs familles pendant des moments aussi cruciaux et émotionnels est une récompense en soi.

Les compétences clés
pour exceller dans le domaine

La néonatologie, tout comme d'autres spécialités médicales, nécessite un ensemble unique de compétences pour garantir des soins de qualité aux nouveau-nés et soutenir leurs familles. Pour exceller dans ce domaine, voici quelques compétences essentielles à développer et à affiner :

Compétence clinique:

Connaissance approfondie de la physiologie et de la pathologie néonatale.

Capacité à utiliser et à interpréter des équipements médicaux sophistiqués.

Maîtrise des procédures médicales spécifiques à la néonatologie.

Observation fine:

Les nouveau-nés ne peuvent pas exprimer verbalement leur malaise. Il est donc crucial d'avoir une capacité d'observation affinée pour détecter les signes subtils de détresse ou de maladie.

Capacités de communication:

Expliquer clairement et calmement les situations médicales complexes aux parents et à la famille.

Collaborer efficacement avec une équipe multidisciplinaire, y compris d'autres médecins, infirmières, thérapeutes et travailleurs sociaux.

Empathie et compassion:

Fournir des soins avec compassion, en comprenant et en respectant les émotions des parents et des familles.

Gestion du stress:

La néonatologie peut être émotionnellement chargée. Être capable de gérer le stress et de prendre des décisions rapides dans des situations d'urgence est essentiel.

Compétence éthique:

Face à des situations délicates, comme les décisions de fin de vie ou les dilemmes médicaux complexes, une solide compréhension des questions éthiques est cruciale.

Développement professionnel continu:

La volonté et l'aptitude à se tenir au courant des dernières recherches, techniques et pratiques en néonatologie.

Compétences organisationnelles:

Gérer efficacement plusieurs patients, en assurant que chaque nouveau-né reçoit les soins appropriés en temps voulu.

Sensibilité culturelle:

Comprendre et respecter les différentes cultures et croyances des familles, car cela peut influencer les décisions médicales et les préférences en matière de soins.

Résilience émotionnelle:
Être préparé à gérer des situations émotionnellement intenses, y compris la perte de patients ou des complications médicales inattendues.

Approche centrée sur le patient:
Prioriser toujours le bien-être du nouveau-né, en veillant à personnaliser les soins en fonction des besoins individuels du patient et de sa famille.

En combinant ces compétences avec une passion pour le bien-être des nouveau-nés et un engagement envers l'excellence clinique, tout professionnel de la néonatologie sera bien placé pour offrir des soins exceptionnels et faire une différence significative dans la vie de ses patients et de leurs familles.

L'évolution de carrière : spécialisations, enseignement, gestion

La carrière en néonatologie, comme dans de nombreux domaines médicaux, est riche et diversifiée, permettant aux professionnels de progresser et de se spécialiser selon leurs intérêts et leurs aspirations. Voici quelques avenues pour l'évolution de carrière dans ce domaine passionnant :

Spécialisations plus approfondies :
Médecine fœtale: Concentration sur le diagnostic, la consultation et le traitement des maladies fœtales.
Neuro-néonatologie: Spécialisation dans les soins neurologiques des nouveau-nés, axée sur les affections du cerveau et du système nerveux.

Cardio-néonatologie: Centré sur les troubles cardiaques congénitaux et acquis chez les nouveau-nés.

Recherche clinique :

Les professionnels peuvent choisir de s'impliquer davantage dans la recherche, contribuant à l'avancement des connaissances, des techniques et des traitements en néonatologie.

Enseignement et formation :

Enseigner la prochaine génération de néonatologistes ou d'infirmières en néonatologie dans des institutions académiques.

Participer à des séminaires, ateliers et conférences en tant que conférencier ou formateur.

Gestion et leadership :

Chef de service: Diriger une équipe de néonatologistes, infirmières et autres professionnels de santé au sein d'une unité de soins intensifs néonatals.

Administrateur hospitalier: Gérer et superviser les opérations d'un département de néonatologie ou d'une unité spécialisée au sein d'un hôpital ou d'un centre médical.

Consultant en politiques de santé: Collaborer avec les décideurs politiques pour influencer et formuler des politiques liées à la santé néonatale.

Consultation :

En tant qu'expert en néonatologie, offrir des services de consultation à d'autres hôpitaux, cliniques ou institutions, guidant le développement et l'amélioration des pratiques cliniques.

Développement international et travail humanitaire :

- Travailler avec des organisations internationales pour améliorer les soins néonatals dans les régions en développement ou en crise.
- Participer à des missions médicales à court terme pour fournir des soins spécialisés dans les régions nécessiteuses.

Technologie médicale et innovation :
- Collaborer avec l'industrie médicale pour développer et tester de nouveaux équipements, outils ou technologies adaptés aux soins néonatals.

L'évolution de carrière en néonatologie offre de nombreuses opportunités pour se spécialiser, assumer des responsabilités de leadership, influencer la direction future du domaine et, surtout, continuer à faire une différence significative dans la vie des patients et de leurs familles.

Chapitre 2:
PLONGÉE DANS L'UNIVERS DE LA NÉONATALOGIE

Origines et histoire de la néonatalogie

La néonatalogie, bien qu'elle soit considérée comme une spécialité médicale relativement récente, a des racines qui s'étendent sur plusieurs siècles. L'évolution de cette spécialité reflète l'histoire de la médecine elle-même, marquée par des avancées technologiques, des découvertes scientifiques et un engagement croissant envers la santé des nouveau-nés.

Antiquité à la Renaissance:
Bien que les soins aux nouveau-nés aient toujours été une préoccupation humaine, les méthodes étaient largement basées sur la tradition, la superstition et l'observation empirique. Des écrits d'Hippocrate, d'Aristote et d'autres médecins de l'Antiquité mentionnent des conseils pour la prise en charge des nouveau-nés.

17e et 18e siècles:
Les "couveuses" font leur apparition en Europe, inspirées des incubateurs utilisés en élevage avicole. Ces premiers dispositifs étaient rudimentaires, mais ils montraient une reconnaissance de la vulnérabilité des prématurés.

19e siècle:
Avec l'ère industrielle, les expositions et foires présentent des "couveuses" avec des bébés prématurés, attirant l'attention du public sur les besoins des prématurés.

En 1880, le Dr Étienne Stéphane Tarnier introduit la première couveuse hospitalière pour prématurés à la Maternité de Paris, marquant un tournant dans la prise en charge médicalisée des nouveau-nés.

20e ciòolc:

La première moitié du siècle voit l'avènement des antibiotiques, améliorant considérablement les taux de survie des nouveau-nés infectés.

Dans les années 1960, avec l'avènement de la ventilation mécanique et de la surveillance continue, les unités de soins intensifs néonatals (USIN) commencent à se répandre, offrant des soins spécialisés aux nouveau-nés.

Au fil des décennies, la recherche et l'innovation ont entraîné des améliorations continues, notamment dans les domaines de la nutrition néonatale, de la prise en charge respiratoire et de la neuroprotection.

21e siècle:

L'accent est mis sur une approche holistique des soins néonatals. Il ne s'agit pas seulement de la survie, mais aussi de la qualité de vie à long terme des nouveau-nés.

La médecine basée sur les preuves devient la norme, avec des protocoles et des lignes directrices élaborés à partir d'études cliniques rigoureuses.

L'importance des soins centrés sur la famille est reconnue, avec une implication accrue des parents dans les soins et la prise de décision.

La néonatalogie, en tant que spécialité médicale dédiée, n'a que quelques décennies. Cependant, les racines de la préoccupation et des soins pour les nouveau-nés remontent à la nuit des temps. Les progrès réalisés au fil des siècles reflètent non seulement l'évolution de la science et de la technologie, mais aussi une compréhension croissante et une valorisation de la vie des plus vulnérables parmi nous.

Structure et organisation d'une unité de néonatalogie

Une unité de néonatalogie est un environnement spécialisé dédié aux soins des nouveau-nés, en particulier ceux nés prématurément, avec des affections congénitales ou des complications pendant ou après la naissance. La structure et l'organisation de ces unités sont conçues pour répondre aux besoins uniques des patients, tout en favorisant l'efficacité, la sécurité et la collaboration entre les professionnels de santé.

Zonage :

Unité de soins intensifs néonatals (USIN) : Pour les nouveau-nés nécessitant des soins intensifs, une surveillance constante et des interventions médicales spécialisées.

Unité de soins intermédiaires : Pour les nouveau-nés qui ne nécessitent plus des soins intensifs, mais qui ne sont pas encore prêts à être transférés en pédiatrie ou à être renvoyés à domicile.

Espace pour les parents : Des zones dédiées pour permettre aux parents de se reposer, de se nourrir et de passer du temps avec leur bébé.

Équipements et technologies :

Couveuses: Fournissent un environnement contrôlé en termes de température, d'humidité et d'oxygène.

Ventilateurs: Pour assister la respiration des nouveau-nés.

- **Moniteurs**: Pour surveiller en continu la fréquence cardiaque, la saturation en oxygène, la pression sanguine et d'autres paramètres vitaux.
- **Équipements de phototérapie** : Pour traiter la jaunisse néonatale.
- **Pompes et matériel d'alimentation**: Pour assurer la nutrition des bébés qui ne peuvent pas encore être allaités ou nourris normalement.

Personnel :

- **Néonatologistes**: Pédiatres spécialisés dans la prise en charge des nouveau-nés.
- **Infirmières en néonatalogie**: Formées spécifiquement pour prendre en charge les nouveau-nés, elles jouent un rôle central dans les soins quotidiens et la surveillance.
- **Thérapeutes respiratoires**: Spécialistes de la prise en charge des besoins respiratoires des nouveau-nés.
- **Nutritionnistes**: Pour assurer que chaque nouveau-né reçoit la nutrition appropriée.
- **Pharmaciens**: Pour gérer et conseiller sur les médicaments spécifiques à la néonatologie.
- **Travailleurs sociaux et psychologues**: Pour soutenir les familles à travers les défis émotionnels et logistiques.
- **Consultants spécialisés**: Incluant des cardiologues, neurologues, chirurgiens pédiatriques, selon les besoins des patients.

Collaboration avec d'autres départements :

- Liaison étroite avec la maternité, la chirurgie pédiatrique, le laboratoire, la radiologie et d'autres services pour garantir une prise en charge globale.

Soutien aux familles :
    Des programmes d'éducation pour les parents sur les soins aux nouveau-nés, l'allaitement, la nutrition, etc.
    Espaces dédiés pour l'allaitement, le peau à peau et la participation des parents aux soins.
Protocoles et procédures :
    Des directives basées sur les preuves pour la prise en charge de diverses affections et situations, de la respiration aux infections, en passant par la nutrition.

L'organisation d'une unité de néonatalogie reflète la complexité et la spécificité des besoins des nouveau-nés. Chaque élément, qu'il s'agisse de l'équipement, du personnel ou des procédures, vise à garantir les meilleurs soins possibles pour ces patients particulièrement vulnérables et leurs familles.

Les équipements essentiels : des couveuses aux moniteurs cardiaques

La néonatalogie est un domaine où la technologie et l'équipement jouent un rôle crucial. Chaque dispositif est conçu pour répondre aux besoins spécifiques des nouveau-nés, en particulier ceux qui sont prématurés ou qui ont des problèmes de santé. Ces équipements permettent non seulement de sauver des vies mais aussi d'améliorer la qualité de vie des bébés pendant leur séjour à l'hôpital.

Couveuses :
    Fonction : Les couveuses créent un environnement contrôlé pour les nouveau-nés, en régulant la température, l'humidité et, parfois, l'oxygène. Elles protègent également

les bébés des infections, des bruits et des lumières excessives.

Types : Il existe des couveuses standard, des couveuses transportables pour le transfert de bébés entre les hôpitaux, et des couveuses avec des systèmes intégrés de photothérapie.

Ventilateurs néonataux :

Fonction : Ces dispositifs fournissent une assistance respiratoire aux bébés qui ne peuvent pas respirer de manière autonome. Ils sont conçus pour délivrer de l'air et de l'oxygène avec une délicatesse appropriée à la fragilité des poumons des nouveau-nés.

Types : Ventilateurs à pression positive, CPAP (pression positive continue des voies respiratoires), ventilateurs à haute fréquence.

Moniteurs cardiaques :

Fonction : Ils surveillent en continu la fréquence cardiaque du bébé, détectant toute irrégularité ou arythmie.

Caractéristiques : Dotés d'écrans pour afficher la fréquence cardiaque en temps réel, d'alarmes pour signaler les anomalies, et parfois intégrés à des systèmes de surveillance globale.

Moniteurs de saturation en oxygène :

Fonction : Ils mesurent la quantité d'oxygène dans le sang du bébé, souvent à l'aide d'un capteur placé sur le pied ou la main.

Caractéristiques : Ces moniteurs utilisent la technologie de l'oxymétrie de pouls et sont essentiels pour surveiller les bébés sous assistance respiratoire.

Équipements de photothérapie :

Fonction : Utilisés pour traiter la jaunisse (hyperbilirubinémie) chez les nouveau-nés, ils émettent une lumière bleue qui transforme la bilirubine en une forme que le corps du bébé peut éliminer.

Types : Lampes de phototérapie, matelas de phototérapie, unités intégrées dans les couveuses.

Pompes d'alimentation et sondes :

Fonction : Pour les bébés qui ne peuvent pas être allaités ou qui ont besoin d'une nutrition spécifique, ces dispositifs permettent d'administrer du lait ou des solutions nutritives directement dans l'estomac ou l'intestin.

Types : Pompes d'alimentation entérale, sondes nasogastriques, sondes orogastriques.

Tables chauffantes :

Fonction : Contrairement aux couveuses, ces tables ouvertes sont chauffées pour maintenir la température corporelle du bébé. Elles sont souvent utilisées pendant les procédures médicales ou pour les bébés qui nécessitent un accès facile pour des soins intensifs.

La précision, la fiabilité et la sécurité sont au cœur de la conception de ces équipements. Pour les professionnels de la santé en néonatalogie, la maîtrise de ces outils est essentielle pour fournir des soins optimaux aux nouveau-nés. Chaque dispositif, qu'il soit simple ou complexe, a le potentiel de faire une différence significative dans la vie d'un bébé et de sa famille.

Chapitre 3 :
LE QUOTIDIEN DE L'INFIRMIER EN NÉONATOLOGIE

Les premières heures : admission et évaluation initiale

L'admission d'un nouveau-né en unité de néonatalogie est une période cruciale. Les premières heures suivant la naissance sont déterminantes pour la santé et le bien-être de l'enfant. L'évaluation initiale joue un rôle essentiel dans la détermination des besoins immédiats du bébé et la mise en place d'un plan de soins adapté.

Arrivée en néonatalogie :

Transfert : Que ce soit de la salle d'accouchement, d'une autre unité hospitalière ou d'un autre établissement, le transfert doit être effectué avec précaution, en utilisant souvent une couveuse transportable pour garantir un environnement stable pour le nouveau-né.

Accueil par l'équipe : Dès l'arrivée du bébé, l'équipe de néonatologie est prête à intervenir. Cette équipe comprend généralement un néonatologiste, des infirmières spécialisées et, selon les besoins, un thérapeute respiratoire.

Évaluation initiale :

État respiratoire : L'évaluation de la respiration est primordiale. On observe la fréquence, le rythme, la présence éventuelle de cyanose (teinte bleutée de la peau) ou d'autres signes de détresse respiratoire.

- **Fréquence cardiaque et tonus** : La régularité et la force du pouls, ainsi que le tonus musculaire du bébé, sont évalués.
- **Température corporelle** : Il est crucial de maintenir une température corporelle stable. Le nouveau-né est souvent placé sous une source de chaleur pour prévenir l'hypothermie.
- **Apparence physique** : On recherche d'éventuelles malformations, des signes de prématurité ou d'autres anomalies.

Procédures initiales :

- **Installation de moniteurs** : Le bébé est souvent relié à des moniteurs cardiaques et de saturation en oxygène pour une surveillance continue.
- **Prélèvements** : Des échantillons de sang peuvent être prélevés pour analyser la glycémie, la bilirubine et d'autres paramètres essentiels.
- **Insertion de voies d'accès** : Selon les besoins, une voie veineuse périphérique, un cathéter ombilical ou une sonde d'alimentation peut être mise en place.
- **Assistance respiratoire** : Si nécessaire, le bébé peut être placé sous CPAP, ventilateur, ou recevoir de l'oxygène supplémentaire.

Communication avec la famille :

- **Premières informations** : Dès que possible, les parents sont informés de l'état de santé de leur enfant, des interventions réalisées et des perspectives à court terme.
- **Soutien émotionnel** : L'admission d'un nouveau-né en néonatalogie peut être une expérience traumatisante pour les parents. Le personnel offre un soutien, répond aux questions et rassure autant que possible.

Les premières heures en néonatalogie sont un ballet médical où chaque étape est vitale. Avec compétence et compassion, l'équipe de néonatologie s'efforce de garantir que chaque nouveau-né reçoive les soins les plus adaptés, jetant les bases d'une prise en charge réussie dans les jours et les semaines à venir.

La routine quotidienne : soins, alimentation, surveillance

En pénétrant dans l'unité de néonatalogie au petit matin, le doux murmure des moniteurs cardiaques et la lueur tamisée des couveuses créent une atmosphère à la fois apaisante et intense. Ici, chaque jour est un moment délicat entre soins, alimentation et surveillance continue, garantissant le bien-être des plus petits et des plus vulnérables parmi nous.

Le matin commence souvent par une série de soins de routine. Avec des gestes doux mais assurés, l'infirmière nettoie délicatement chaque bébé, change les couches et effectue des massages doux pour stimuler la circulation et le bien-être. Ces moments de contact physique sont essentiels, car ils favorisent non seulement la santé physique du bébé, mais aussi le lien affectif, une composante cruciale de la croissance et du développement.

L'alimentation occupe une place centrale dans cette routine. Chaque nouveau-né a des besoins nutritionnels spécifiques. Certains, prêts à téter, sont allaités directement par leur mère ou nourris au biberon. Pour d'autres, surtout ceux nés prématurément ou ayant des difficultés à s'alimenter, l'alimentation peut être administrée par une sonde. Les infirmières prennent le temps de mesurer chaque quantité, veillant à ce que chaque bébé reçoive exactement ce dont il a besoin pour grandir et se renforcer.

Tout au long de la journée, la surveillance est constante. Chaque bip d'un moniteur, chaque petite variation dans les lectures, est immédiatement notée et évaluée. Les moniteurs cardiaques, les oxymètres et d'autres équipements jouent une mélodie continue, reflétant le rythme vital de chaque bébé. Les médecins et les infirmières se déplacent d'une couveuse à l'autre, vérifiant les signes vitaux, ajustant les médicaments ou simplement observant, toujours à l'affût du moindre signe de détresse ou de changement.

Mais au-delà des soins physiques, la routine quotidienne en néonatalogie est aussi faite de moments de tendresse. Les parents, souvent anxieux, trouvent réconfort auprès de leur enfant, caressant doucement leur main minuscule ou murmurant des mots d'amour à leur oreille. Ces instants, aussi brefs soient-ils, sont essentiels pour le bien-être émotionnel du bébé et de sa famille.

La journée se termine souvent comme elle a commencé : dans le calme et la détermination. Avec chaque soin, chaque repas et chaque surveillance, l'équipe de néonatalogie travaille sans relâche pour que chaque jour soit un pas de plus vers la maison pour ces nouveau-nés. Et dans ce voyage, chaque routine, chaque geste quotidien, est un acte d'amour et de dévouement.

Interactions avec les parents : un rôle de soutien et d'éducation

Dans l'univers médicalisé de la néonatalogie, où les couveuses bourdonnent et les moniteurs bipent, un élément demeure essentiel et irremplaçable : le lien entre les parents et leur nouveau-né. Pour le personnel soignant, faciliter et renforcer ce lien est une mission tout aussi cruciale que les soins médicaux apportés aux bébés. Les interactions avec les parents revêtent une double dimension : celle du soutien émotionnel et celle de l'éducation.

La naissance d'un enfant nécessitant des soins en néonatalogie est souvent un choc pour les parents. Le décor hospitalier, les tubes et les fils, et l'incertitude concernant la santé de leur bébé peuvent engendrer peur, confusion et culpabilité. L'infirmière en néonatologie est souvent la première à établir un lien de confiance avec les parents, leur offrant une oreille attentive et un soutien émotionnel. Elle se fait rassurante, guide les parents à travers les premiers contacts avec leur enfant, les encourageant à toucher, parler et chanter pour leur bébé, renforçant ainsi un lien essentiel.

Mais au-delà du soutien, l'infirmière joue aussi un rôle crucial en matière d'éducation. Elle initie les parents aux soins de base de leur nouveau-né, leur apprend à reconnaître les signes de bien-être ou de détresse, et les informe des différents traitements et procédures que leur enfant pourrait subir. Cette transmission de connaissances est vitale, car elle permet aux parents de se sentir impliqués, compétents et confiants dans la prise en charge de leur enfant, tant à l'hôpital qu'une fois à domicile.

Les séances d'éducation peuvent aborder une variété de sujets, de la nutrition à la stimulation précoce, en passant par les méthodes pour apaiser un nouveau-né agité. Et tandis que les parents apprennent les techniques et les gestes, ils apprennent aussi à lire et à comprendre leur bébé, à déchiffrer chaque pleur, chaque sourire, chaque mouvement.

Il y a aussi des moments où l'infirmière doit aborder des sujets plus délicats, tels que les complications médicales, les perspectives à long terme ou les décisions difficiles concernant les traitements. Dans ces moments, l'honnêteté, la compassion et la clarté sont essentielles.

Les interactions avec les parents en néonatalogie sont une danse délicate entre la tête et le cœur. L'infirmière apporte des connaissances et des compétences, mais aussi de l'empathie et de la compassion. Et à travers ce prisme, elle voit non seulement un bébé nécessitant des soins médicaux, mais aussi une famille en formation, cherchant à trouver son chemin dans un monde nouveau et inconnu. En soutenant et en éduquant, elle devient un phare pour ces familles, les guidant à travers les tempêtes et les conduisant vers des eaux plus calmes.

Chapitre 4 :
LES SOINS SPÉCIFIQUES
AUX PRÉMATURÉS

Comprendre la physiologie du prématuré

Découvrir le monde avant terme fait de chaque prématuré un être unique, avec une physiologie particulièrement adaptée à sa condition. Comprendre cette physiologie, c'est ouvrir une fenêtre sur un univers où chaque fonction corporelle est à la croisée entre l'adaptation et la vulnérabilité.

Un prématuré, selon son âge gestationnel, n'a pas eu le temps de parfaire tous les mécanismes physiologiques essentiels à la vie extra-utérine. Sa peau fine et translucide, par exemple, est moins efficace pour retenir la chaleur, le rendant plus susceptible à l'hypothermie. Pour compenser, le prématuré peut avoir une fréquence cardiaque et métabolique plus élevée, dans une tentative de produire plus de chaleur.

Son système respiratoire, souvent le plus affecté par la prématurité, est caractérisé par des poumons moins développés et un déficit en surfactant, cette substance qui empêche les alvéoles de s'effondrer. Cela rend la respiration du prématuré plus laborieuse et expose le bébé à des pathologies comme la maladie des membranes hyalines.

Le système digestif du prématuré est aussi immature. Son estomac est de petite taille et sa capacité à digérer et absorber les nutriments est limitée. De plus, la coordination entre la succion, la déglutition et la respiration n'est pas toujours au point, ce qui peut rendre l'alimentation par le sein ou le biberon initialement difficile.

Le système immunitaire est un autre domaine de vulnérabilité. Le prématuré, n'ayant pas bénéficié de l'apport total d'anticorps maternels qui se produit en fin de grossesse, est plus susceptible aux infections. Heureusement, le colostrum, riche en agents protecteurs, apporte une première barrière de défense lorsque la mère peut allaiter.

D'un point de vue neurologique, le cerveau du prématuré est en plein développement. Les structures cérébrales, comme les ventricules et la substance blanche, sont particulièrement sensibles aux agressions, qu'elles soient mécaniques, comme une hémorragie, ou biochimiques, comme une anoxie.

En dépit de ces défis physiologiques, le prématuré est également doté d'une incroyable capacité de résilience et d'adaptation. Avec les bons soins et un environnement adapté, la majorité de ces bébés rattrapent leurs pairs nés à terme, tant sur le plan physique que neurologique.

Ainsi, en plongeant dans la physiologie du prématuré, on découvre un monde où la fragilité côtoie la force, où chaque jour est une victoire et chaque progrès, une célébration. C'est un rappel poignant de la merveille qu'est la vie et de l'incroyable capacité du corps humain à s'adapter et à surmonter les obstacles.

Les défis médicaux courants : détresse respiratoire, jaunisse, infections

Le service de néonatalogie est souvent comparé à une zone de haute vigilance où, à chaque seconde, les équipes médicales font face à des défis médicaux exigeants et déterminants pour la vie des nouveau-nés. Trois d'entre eux se démarquent particulièrement : la détresse respiratoire, la jaunisse et les infections.

1. La détresse respiratoire :

La première grande épreuve pour de nombreux prématurés est l'acte même de respirer. Les poumons, encore immatures, peuvent manquer de surfactant, ce précieux composé qui maintient les alvéoles ouvertes. Cette insuffisance peut mener à la maladie des membranes hyalines, où les poumons ne peuvent s'étendre correctement. Les bébés touchés font souvent preuve d'une respiration rapide, d'une peau bleutée et de rétractions. Pour y faire face, l'administration exogène de surfactant et le soutien par ventilation mécanique peuvent être nécessaires.

2. La jaunisse :

Presque banale par sa fréquence, mais non sans risques, la jaunisse est due à l'accumulation de bilirubine dans le sang. La bilirubine, produite lors de la dégradation des globules rouges, est normalement éliminée par le foie. Mais chez le nouveau-né, surtout s'il est prématuré, cette élimination peut être ralentie. La peau et les yeux prennent alors une teinte jaunâtre. Dans la majorité des cas, la photothérapie, où le bébé est placé sous une lumière spéciale, suffit pour résoudre le problème. Cependant, si elle est ignorée ou mal traitée, une jaunisse sévère peut entraîner des lésions cérébrales irréversibles.

3. Les infections :

Le système immunitaire du nouveau-né, en particulier du prématuré, est encore en développement, le rendant plus vulnérable aux infections bactériennes, virales ou fongiques. Ces infections peuvent être acquises in utero, lors de l'accouchement ou après la naissance. Les symptômes sont souvent subtils : une léthargie, une faible prise alimentaire, ou une instabilité thermique. Les conséquences, en revanche, peuvent être graves, nécessitant une intervention rapide avec des antibiotiques ou d'autres médicaments. La prévention, par l'hygiène stricte et parfois par l'administration prophylactique d'antibiotiques, est essentielle.

Face à ces défis, le rôle des équipes médicales en néonatalogie est non seulement de diagnostiquer et traiter avec précision, mais aussi d'anticiper, d'éduquer et de soutenir les familles. Car chaque défi médical est aussi un voyage émotionnel pour les parents, et les guider à travers ces montagnes russes fait partie intégrante des soins complets apportés aux nouveau-nés.

Techniques de soins adaptées : ventilation, photothérapie, alimentation

Dans l'arène de la néonatalogie, là où les plus petits patients combattent pour leur vie, les techniques de soins spécifiquement adaptées à leurs besoins sont le bouclier et l'épée des équipes médicales. La ventilation, la photothérapie et l'alimentation sont trois piliers de ces techniques, chacune répondant à des défis médicaux précis.

1. Ventilation :
La capacité de respirer est vitale, et pourtant, c'est l'une des principales difficultés rencontrées par les prématurés. Leur système respiratoire immature nécessite souvent une assistance:

Ventilation non invasive : Des méthodes comme le CPAP (Continuous Positive Airway Pressure) maintiennent les voies respiratoires ouvertes en fournissant une pression d'air constante, facilitant ainsi la respiration sans avoir besoin d'intubation.

Ventilation mécanique : Pour les cas plus sévères, une machine prend en charge la respiration du bébé à travers une intubation trachéale. La clé est d'ajuster soigneusement la pression, le volume et la fréquence pour minimiser les dommages pulmonaires.

Surfactant : Cette substance, administrée directement dans les poumons, aide à prévenir l'effondrement alvéolaire, courant chez les bébés atteints de maladie des membranes hyalines.

2. Photothérapie :

Face à la menace silencieuse qu'est la jaunisse, la photothérapie se présente comme une technique douce mais efficace:

Lumière bleue : Les bébés sont placés sous une lumière bleue spéciale. Cette lumière transforme la bilirubine, qui s'accumule dans le sang et la peau, en une forme plus soluble qui peut être éliminée par l'urine et les selles.

Fibres optiques : Dans certains cas, une couverture ou un matelas lumineux à base de fibres optiques est utilisé, offrant l'avantage d'un contact moins interrompu entre les parents et l'enfant.

3. Alimentation :

La nutrition est le carburant du développement. Pour un prématuré, l'alimentation n'est pas seulement une nécessité, c'est une thérapie:

Alimentation entérale : Commençant par de petites quantités, le lait maternel ou une formule spéciale est administré directement dans l'estomac ou l'intestin du bébé à l'aide d'une sonde.

Allaitement et tétée au biberon : Encouragés dès que le bébé est prêt, ces actes renforcent le lien parent-enfant et favorisent une meilleure coordination de succion-déglutition.

Supplémentation : Les prématurés peuvent nécessiter des nutriments supplémentaires pour soutenir leur croissance rapide, ajoutés soit au lait maternel, soit à la formule.

En utilisant ces techniques, l'équipe de néonatalogie travaille inlassablement pour répondre aux besoins spécifiques des nouveau-nés. Chaque intervention est une combinaison d'art et de science, guidée par une connaissance approfondie de la physiologie du prématuré et une détermination inébranlable à offrir à chaque enfant le meilleur départ possible dans la vie.

Chapitre 5 :
SITUATIONS D'URGENCE
ET GESTES TECHNIQUES

Reconnaître une situation d'urgence en néonatalogie

En néonatalogie, les situations d'urgence peuvent évoluer rapidement, transformant une situation stable en une crise vitale en un clin d'œil. La capacité à reconnaître et à répondre rapidement à ces urgences est essentielle pour assurer la sécurité et le bien-être des nouveau-nés fragiles. Voici quelques signaux d'alarme et symptômes qui indiquent une situation d'urgence :

1. Détresse respiratoire :
   - Respiration rapide ou superficielle, souvent accompagnée d'un bruit de grincement.
   - Retractions, où la peau entre les côtes, autour du cou ou sous les côtes est tirée à chaque respiration.
   - Cyanose, une teinte bleutée de la peau, en particulier autour des lèvres et des doigts, indiquant une faible oxygénation.
   - Apnées, pauses dans la respiration de plus de 20 secondes.
2. Instabilité cardiovasculaire :
   - Bradycardie, une baisse significative du rythme cardiaque.
   - Palpitations ou arythmies cardiaques.
   - Faible perfusion, indiquée par une peau froide, pâle ou marbrée et des temps de remplissage capillaire prolongés.

3. Problèmes neurologiques :
   - Convulsions, qui peuvent se manifester par des mouvements saccadés, une rotation des yeux ou une rigidité.
   - Léthargie ou un manque de réactivité, où le bébé est moins réactif aux stimuli.
   - Irritabilité extrême ou pleurs inconsolables.
4. Alimentation et problèmes gastro-intestinaux :
   - Refus répété de se nourrir ou régurgitations fréquentes.
   - Distension abdominale ou dureté du ventre.
   - Vomissements bilieux, d'une couleur verdâtre, indiquant une possible obstruction intestinale.
   - Sang dans les selles.
5. Signes d'infection :
   - Température corporelle instable, soit de la fièvre, soit une hypothermie.
   - Léthargie ou irritabilité.
   - Faible prise alimentaire.
   - Teint pâle ou grisâtre.

La rapidité d'intervention est la clé en néonatalogie. La reconnaissance précoce des signes d'urgence, suivie d'une intervention médicale immédiate, peut faire la différence entre une issue favorable et des complications graves. C'est pourquoi l'éducation et la formation continues des soignants, ainsi que l'établissement de protocoles d'urgence clairs, sont essentiels dans ce domaine délicat et crucial de la médecine.

Procédures d'urgence : RCR néonatale, intubation, voies veineuses

La néonatalogie, avec ses patients fragiles et leurs besoins spécifiques, exige des interventions rapides et expertes en cas d'urgence. Les procédures d'urgence en néonatalogie nécessitent une formation spécialisée et une maîtrise parfaite des techniques, car chaque seconde compte.

1. RCR néonatale (Réanimation cardio-respiratoire) :
Quand un nouveau-né ne respire pas ou n'a pas de pouls perceptible à la naissance, la RCR néonatale est mise en œuvre.

- **Évaluation initiale :** Examiner rapidement la respiration, le tonus musculaire et la coloration du bébé.
- **Ventilation :** Si le bébé ne respire pas ou respire de manière irrégulière, la ventilation est prioritaire. Utiliser un masque facial et un ballon pour administrer des insufflations.
- **Compression thoracique :** Si le pouls reste en dessous de 60 battements par minute malgré une ventilation efficace, débuter des compressions thoraciques, associées à une ventilation à un ratio de 3:1.
- **Médicaments :** Si les mesures ci-dessus ne sont pas efficaces, des médicaments comme l'épinéphrine peuvent être administrés.

2. Intubation :
Quand la ventilation avec un masque et un ballon n'est pas suffisante ou lorsqu'une ventilation prolongée est nécessaire, l'intubation peut être nécessaire.

- **Sélection de la sonde :** Choisir la taille de sonde appropriée pour le nouveau-né.
- **Positionnement :** Placer le bébé en position "odeur de rose" avec une légère extension du cou.
- **Insertion :** Introduire la sonde endotrachéale dans la trachée et confirmer son placement par auscultation et détection de CO_2 exhalé.
- **Sécurisation :** Fixer la sonde pour prévenir tout déplacement accidentel.

3. Voies veineuses :
Pour administrer des médicaments, des nutriments ou des liquides, il est parfois nécessaire d'établir un accès veineux chez le nouveau-né.

Veine ombilicale : L'une des méthodes les plus courantes chez les nouveau-nés est l'utilisation des veines ombilicales. Les cathéters veineux ombilicaux peuvent fournir un accès rapide pour l'administration de médicaments et de liquides.

Veine périphérique : Pour un accès de courte durée, une veine périphérique, généralement située dans le bras ou la jambe, peut être utilisée.

PICC (Peripherally Inserted Central Catheter) : Pour un accès plus long ou pour administrer des médicaments qui ne peuvent pas être administrés par une voie périphérique, un PICC peut être placé.

Chaque procédure en néonatalogie nécessite une précision, une expertise et une attention aux détails sans faille. Dans ces moments d'urgence, l'équipe médicale doit non seulement posséder des compétences techniques, mais aussi collaborer de manière synchronisée, en veillant toujours au bien-être et à la sécurité du nouveau-né.

Collaboration avec l'équipe médicale : travail en synergie

Dans le monde intense et souvent imprévisible de la néonatalogie, la collaboration interprofessionnelle est bien plus qu'un simple concept : c'est une nécessité vitale. La nature multidisciplinaire des soins en néonatologie exige une synergie entre divers professionnels de santé pour assurer le meilleur devenir possible pour ces petits patients.

1. Comprendre les rôles :

Chaque membre de l'équipe a un rôle distinct et essentiel.

Le néonatologiste : Spécialiste médical qui supervise l'ensemble des soins et prend des décisions critiques concernant la prise en charge du nouveau-né.

L'infirmier(ère) en néonatalogie : Fournit des soins directs au nouveau-né, surveille en permanence son état et communique ses observations à l'équipe.

Le thérapeute respiratoire : Expert en ventilation et en soutien respiratoire, il joue un rôle essentiel lorsque les bébés ont des problèmes pulmonaires.

Le pharmacien : Assure que les médicaments sont appropriés pour le patient, dans les bonnes doses et sans interactions dangereuses.

2. Communication efficace :

Dans cet environnement à haute tension, une communication claire et rapide est primordiale. Les équipes doivent régulièrement faire le point sur l'état des patients, discuter des plans de traitement et s'assurer que tout le monde est sur la même longueur d'onde.

3. Décisions collégiales :

Souvent, les situations en néonatalogie ne sont pas noires ou blanches. Cela exige que l'équipe se rassemble pour discuter des meilleures stratégies de prise en charge, en pesant les avantages et les risques pour chaque décision.

4. Formations et simulations conjointes :

Organiser des sessions de formation conjointe, où les différents professionnels de santé apprennent et s'entraînent ensemble, renforce la compréhension mutuelle des rôles et améliore la coordination en situation réelle.

5. Soutien émotionnel :

Face à des situations souvent chargées d'émotion, il est crucial que les membres de l'équipe se soutiennent mutuellement, reconnaissant la valeur et l'importance du travail de chacun.

6. Inclusion des parents :

L'équipe médicale doit également collaborer étroitement avec les parents, les considérant comme des partenaires essentiels dans les soins de leur enfant. Leur implication et leur éducation sur les soins néonataux sont cruciales.

La néonatalogie est un domaine où la vie d'un nouveau-né peut dépendre de la fluidité avec laquelle l'équipe médicale travaille ensemble. C'est cette alchimie, cette synergie entre les professionnels, qui transforme un groupe d'individus en une unité cohésive, capable de surmonter les défis et de fournir les meilleurs soins possibles à ces patients vulnérables.

Chapitre 6 :
LES DIMENSIONS PSYCHOLOGIQUES ET ÉMOTIONNELLES

La résilience émotionnelle face aux défis

Le service de néonatalogie est un univers de contrastes marqués : des moments de joie pure lorsqu'un bébé franchit un cap médical, et des instants de profonde tristesse face aux complications imprévues. C'est un lieu où les victoires sont célébrées avec passion et les pertes pleurées avec une intensité équivalente. Pour les professionnels de santé qui y travaillent, développer une résilience émotionnelle est non seulement souhaitable, mais essentiel.

1. Comprendre la nature du travail :
Les soins néonataux, par nature, impliquent de travailler avec certains des patients les plus vulnérables. Les infirmiers et les médecins doivent être préparés à affronter des situations où, malgré tous leurs efforts, les issues peuvent être imprévisibles.

2. La pratique de l'auto-soin :
Il est essentiel que les professionnels de la santé prennent du temps pour eux-mêmes, que ce soit à travers des hobbies, de l'exercice, de la méditation ou toute autre activité qui les aide à se ressourcer.

3. Trouver un soutien :
Partager des expériences et des sentiments avec des collègues ou à travers des groupes de soutien peut aider à traiter les émotions difficiles. Ils comprennent les défis spécifiques du métier et peuvent offrir une perspective précieuse.

4. La supervision clinique :
Avoir des séances régulières avec un professionnel formé, pour discuter des cas difficiles et de l'impact émotionnel qu'ils peuvent avoir, est une stratégie bénéfique pour beaucoup.

5. Formation continue :
L'éducation et la formation peuvent renforcer le sentiment de compétence, réduisant ainsi l'anxiété et l'incertitude dans les situations tendues.

6. Accepter ses émotions :
Il est normal de ressentir une gamme d'émotions, des moments d'extase aux moments de chagrin profond. Reconnaître et accepter ces émotions, plutôt que de les réprimer, est une étape essentielle dans le développement de la résilience.

7. Établir des limites :
Savoir quand dire "non" ou quand prendre un jour de congé est crucial pour éviter l'épuisement professionnel.

8. Se rappeler du pourquoi :
Revenir régulièrement à la raison fondamentale de choisir ce métier peut aider à mettre les défis en perspective. La joie d'aider un nouveau-né à prospérer est incommensurable.

Les professionnels de la néonatalogie portent en eux une force incroyable, associée à une grande sensibilité. Cette combinaison unique leur permet d'offrir des soins exceptionnels. Mais elle peut aussi les rendre particulièrement vulnérables aux traumatismes émotionnels. En cultivant activement la résilience, ils peuvent continuer à offrir leur précieux soutien tout en prenant soin de leur propre bien-être émotionnel.

Soutenir les parents :
de la compassion à l'éducation

Entrer dans l'univers de la néonatalogie est souvent un voyage inattendu pour de nombreux parents. Des rêves de berceuses douces et de premiers sourires se trouvent soudainement entrecoupés de bips de moniteurs, de lueurs bleutées de photothérapie et du bourdonnement constant des couveuses. Pour les parents, ce nouveau monde est bouleversant, complexe et effrayant. Et c'est là que l'infirmier(ère) en néonatalogie joue un rôle pivot, apportant non seulement des compétences médicales, mais aussi un soutien humain indispensable.

Tout commence par la compassion. Les parents se retrouvent souvent submergés par une marée d'émotions contradictoires : l'espoir, la peur, la culpabilité, l'amour. Les reconnaître dans leurs vulnérabilités, les écouter sans jugement et leur offrir un espace pour exprimer leurs sentiments est essentiel. Un simple geste, comme une main posée sur l'épaule, peut offrir un réconfort incommensurable.

Mais le soutien ne s'arrête pas à la compassion. L'éducation joue également un rôle crucial. Les parents sont avides de comprendre ce qui se passe, de décoder les termes médicaux complexes, d'apprendre à connaître ces machines qui entourent leur enfant et d'interpréter les signaux que leur bébé leur envoie. En tant qu'intermédiaires entre le monde médical et le monde des parents, les infirmiers sont idéalement placés pour combler ce fossé. En expliquant clairement, en démontrant les gestes, et surtout, en encourageant les parents à poser des questions, ils les transforment progressivement de simples spectateurs anxieux en partenaires actifs des soins.

Le soutien aux parents est également ancré dans le respect de leur rôle. Malgré l'environnement médicalisé, il est vital de rappeler que ce sont leurs enfants. Cela signifie les encourager à participer aux soins quotidiens, à établir un lien peau à peau, à chanter pour leur bébé, et à célébrer chaque petite victoire.

Et enfin, il est essentiel d'accompagner ces parents dans la préparation de la sortie. Le départ de l'unité de néonatalogie est une étape majeure, pleine d'anticipation, mais aussi d'appréhension. Les équiper avec les connaissances et la confiance nécessaires pour prendre soin de leur enfant à domicile renforce leur capacité à embrasser pleinement leur rôle parental.

Soutenir les parents en néonatalogie est une danse délicate entre la compassion et l'éducation. C'est un voyage partagé, où chaque pas, chaque sourire, chaque larme forge une alliance dans le but ultime de voir chaque bébé s'épanouir. Et dans ce voyage, l'infirmier(ère) est à la fois guide, enseignant et compagnon de route.

Gestion du stress
et importance de l'autosoins

Travailler en néonatalogie n'est pas une tâche pour les âmes sensibles. Chaque jour, les infirmiers(ères) sont confrontés à des situations délicates, où les enjeux sont élevés et les émotions fortes. Dans ce tumulte, la gestion du stress et l'autosoins ne sont pas simplement des luxes ; ils deviennent une nécessité vitale, à la fois pour le bien-être personnel de l'infirmier(ère) et pour la qualité des soins prodigués aux petits patients et à leurs familles.

Le stress, bien que souvent perçu comme un ennemi, est en réalité une réponse naturelle du corps face aux défis. Il aiguise les sens, prépare à l'action et peut même améliorer la performance à court terme. Cependant, lorsqu'il devient chronique, il peut éroder la santé mentale, physique et émotionnelle, conduisant à l'épuisement professionnel, à la dépression ou à d'autres maladies.

L'autosoins, c'est reconnaître et répondre à ses propres besoins. C'est une démarche proactive pour garder son réservoir émotionnel plein et ainsi pouvoir donner aux autres sans s'épuiser. Voici comment les infirmiers(ères) peuvent intégrer cette pratique essentielle dans leur routine :

1. Conscience de soi : Il est essentiel d'être à l'écoute de soi, de reconnaître les signaux de stress ou de fatigue et d'agir en conséquence. Prendre un moment pour respirer, pour méditer, ou simplement pour s'étirer peut parfois faire toute la différence.

2. Limites saines : Comprendre que dire "non" ou demander de l'aide n'est pas un signe de faiblesse, mais plutôt une affirmation de ses propres limites.

3. Alimentation et exercice : Manger sainement et faire de l'exercice régulièrement ne sont pas seulement bons pour le corps, mais également pour l'esprit. Ils peuvent aider à gérer le stress et à améliorer l'humeur.

4. Pause et déconnexion : Dans un monde toujours connecté, il est crucial de s'accorder des moments de déconnexion, que ce soit en prenant des vacances ou simplement en faisant une promenade sans son téléphone.

5. Soutien social : Partager ses expériences et ses sentiments avec des collègues, des amis ou la famille peut offrir une perspective et un réconfort inestimables.

6. Formation continue : Parfois, le stress vient de l'impression de ne pas être à la hauteur. La formation continue peut renforcer la confiance en soi et élargir les compétences.

7. Passions et hobbies : Avoir une activité en dehors du travail qui apporte de la joie peut servir d'échappatoire et recharger les batteries.

8. Consultation professionnelle : Lorsque le stress ou les émotions deviennent trop lourds à porter, il peut être utile de consulter un professionnel de la santé mentale.

En néonatalogie, où chaque instant compte, prendre soin de soi n'est pas un acte égoïste, mais un devoir. C'est en se ressourçant que l'infirmier(ère) peut offrir le meilleur de lui-même, naviguant avec grâce et efficacité à travers les tempêtes et les moments sereins de ce métier unique.

Chapitre 7 :
TRAVAILLER EN ÉQUIPE

La dynamique de l'équipe
en néonatologie

En néonatalogie, où les bips des machines fusionnent avec les doux murmures des parents et les pleurs des nourrissons, une constante demeure : la dynamique de l'équipe. Comme une symphonie bien orchestrée, chaque membre joue une note unique, mais essentielle, contribuant à une mélodie plus grande que la somme de ses parties.

L'équipe de néonatalogie est un kaléidoscope de compétences, de cultures et de perspectives. Des infirmiers(ères) aux médecins néonatologistes, en passant par les nutritionnistes, les physiothérapeutes, les travailleurs sociaux et les techniciens, chaque professionnel apporte son expertise pour assurer les soins les plus complets aux bébés prématurés ou malades.

Cette diversité, si elle est une richesse, est également un défi. Chaque membre doit non seulement exceller dans son domaine, mais aussi comprendre et apprécier le rôle des autres. La communication devient alors la pierre angulaire de cette dynamique. Les échanges doivent être clairs, concis et respectueux, transformant les potentielles divergences en opportunités d'apprentissage mutuel.

La confiance est un autre élément clé. Dans un environnement où les décisions doivent souvent être prises rapidement, chaque membre doit avoir confiance en la capacité des autres à agir de manière compétente et éthique. Cette confiance est forgée au fil du temps, à travers les succès, les épreuves et les défis surmontés ensemble.

Mais au-delà des compétences et de la communication, il y a le cœur. L'équipe de néonatalogie est unie par une passion commune : le bien-être des plus petits et vulnérables. Cet engagement profond crée un lien indéfectible entre ses membres. Il n'est pas rare de voir des équipes se soutenir mutuellement dans les moments difficiles, célébrer ensemble les petites victoires, ou partager un moment de recueillement lorsque la tristesse frappe.

Enfin, la dynamique d'équipe est aussi alimentée par le désir constant d'amélioration. La formation continue, les discussions de cas et les revues de pratiques sont des moments où l'équipe se regroupe pour réfléchir, apprendre et innover.

Ainsi, l'équipe de néonatalogie, par sa cohésion et sa complémentarité, représente le cœur battant de l'unité. Elle est la preuve vivante que, même dans les moments les plus critiques, la collaboration, le respect et la passion peuvent accomplir des miracles.

Collaborer avec les pédiatres, kinés, psychologues, et autres

La néonatalogie est un univers complexe, où chaque jour est jalonné de défis, mais également d'espoirs et de réussites. Pour naviguer dans cet océan d'incertitudes, la collaboration interprofessionnelle n'est pas seulement recommandée, elle est vitale. Chaque professionnel apporte son expertise spécifique pour créer une prise en charge globale du nouveau-né et de sa famille.

Les **pédiatres** sont souvent en première ligne, apportant leurs connaissances approfondies de la physiologie et des maladies néonatales. Ils guident l'équipe à travers les protocoles médicaux, les diagnostics et les plans de traitement. Leur expérience est indispensable pour évaluer la santé du nourrisson, anticiper les complications potentielles et adapter les soins en conséquence.

Les **kinésithérapeutes**, ou kinés, jouent un rôle clé dans la prise en charge des nourrissons ayant des besoins respiratoires spécifiques ou des défis motrices. Leur expertise aide à améliorer la fonction pulmonaire, à favoriser une meilleure oxygénation et à stimuler le développement moteur précoce, essentiel pour un bon départ dans la vie.

Les **psychologues** ont une place particulière. Ils soutiennent non seulement le bien-être émotionnel des parents, souvent submergés par l'anxiété, la culpabilité ou le deuil, mais aussi celui de l'équipe médicale. Ils offrent des espaces d'écoute, aident à déceler les signes de détresse psychologique et proposent des stratégies pour gérer les émotions et le stress.

La collaboration ne s'arrête pas là. **Les diététiciens** s'assurent que chaque nourrisson reçoit une nutrition adaptée à ses besoins spécifiques. **Les travailleurs sociaux** aident les familles à naviguer dans les défis sociaux ou financiers, et à accéder aux ressources nécessaires. **Les pharmaciens** veillent à ce que les médicaments soient administrés en toute sécurité et efficacité.

Cette collaboration est ancrée dans la communication. Les réunions d'équipe, les discussions de cas et les transmissions sont autant de moments privilégiés pour échanger des informations, poser des questions et prendre des décisions éclairées. C'est une danse délicate, où chacun doit être à l'écoute, respecter l'expertise des autres et chercher constamment à apprendre.

En fin de compte, cette collaboration interprofessionnelle n'a qu'un seul but : offrir aux nouveau-nés les meilleures chances de survie et de développement. Car dans l'univers de la néonatalogie, chaque compétence, chaque geste compte, et c'est ensemble, en unissant forces et connaissances, que l'on peut accomplir les plus grands miracles.

La communication interprofessionnelle : clé de la cohésion

Au cœur d'un service aussi délicat que la néonatalogie, où chaque seconde compte, où chaque décision peut avoir des conséquences irréversibles, réside un élément essentiel : la communication interprofessionnelle. C'est elle qui tisse la toile sur laquelle repose la prise en charge harmonieuse des nourrissons et de leurs familles.

La communication entre professionnels de santé n'est pas simplement un échange d'informations. C'est un dialogue nuancé qui exige clarté, précision, écoute active et respect mutuel. Chaque membre de l'équipe, qu'il soit infirmier, pédiatre, kinésithérapeute, psychologue ou autre, détient une pièce du puzzle, et c'est seulement en assemblant ces pièces que l'on peut obtenir une image complète et claire de la situation.

La valeur de cette communication se manifeste de diverses manières. D'abord, elle assure une continuité des soins. Lorsqu'un professionnel transmet avec précision les informations concernant l'état de santé d'un nouveau-né, le membre suivant de l'équipe peut prendre le relais sans perdre de temps. Cette fluidité est cruciale, en particulier dans les moments critiques.

Ensuite, elle facilite la prise de décision collaborative. Face à des situations complexes, où plusieurs approches sont possibles, l'équipe doit se concerter pour choisir la meilleure voie à suivre. Ces discussions multidisciplinaires permettent de combiner les expertises, d'évaluer les avantages et les risques de chaque option, et de parvenir à un consensus éclairé.

Mais la communication interprofessionnelle va au-delà des aspects purement cliniques. Elle joue également un rôle vital dans le maintien de la cohésion de l'équipe. Travailler dans un environnement aussi exigeant que la néonatalogie peut générer des tensions. Une communication ouverte permet de désamorcer les conflits potentiels, de clarifier les malentendus et de renforcer les liens entre les membres.

Elle crée également un espace pour la croissance professionnelle. En échangeant sur leurs expériences, en posant des questions et en partageant des connaissances, les professionnels s'enrichissent mutuellement. Ces interactions, loin d'être de simples conversations, deviennent des occasions d'apprentissage, de remise en question et d'innovation.

La communication interprofessionnelle, c'est l'âme du service de néonatalogie. Elle reflète une réalité fondamentale : dans cet univers où la vie des plus petits et fragiles est en jeu, c'est ensemble, en parlant la même langue, en partageant les mêmes valeurs, que l'on peut offrir les meilleurs soins possibles.

Chapitre 8 :
ETHIQUE ET DILEMMES
EN NÉONATALOGIE

Introduction à l'éthique médicale spécifique à la néonatologie

L'éthique médicale, cette boussole morale qui guide le soignant dans ses choix et actions, prend une dimension particulièrement poignante en néonatalogie. Dans cette spécialité où la vie commence souvent par une lutte, chaque décision est lourde de conséquences et est marquée par des dilemmes éthiques intrinsèques.

La néonatologie est la scène de situations où la frontière entre la vie et la mort peut être infiniment ténue. Face à un nouveau-né prématuré ou atteint d'une pathologie grave, à quel moment intervient-on, et jusqu'où ? L'équilibre délicat entre la volonté de préserver la vie à tout prix et celle de ne pas imposer une souffrance inutile ou une qualité de vie diminuée est au cœur des préoccupations éthiques.
Plusieurs questions fondamentales surgissent :

L'acharnement thérapeutique : Jusqu'où doit-on aller dans les soins prodigués à un nouveau-né? Y a-t-il un moment où l'on doit reconnaître que poursuivre des traitements invasifs peut être plus préjudiciable que bénéfique ?

L'autonomie des parents : Bien qu'il soit essentiel de respecter les souhaits et les croyances des parents, comment concilie-t-on leur autonomie avec ce qui est médicalement approprié pour l'enfant ? Et que faire lorsque les convictions des parents entrent en conflit avec les recommandations médicales?

La qualité de vie : Comment évalue-t-on et prend-on en compte la qualité de vie future d'un nouveau-né lorsqu'on prend des décisions médicales ? Est-il éthique de prendre des décisions basées sur des prédictions, souvent incertaines, concernant les défis futurs que l'enfant pourrait rencontrer?

Les ressources limitées : Dans un monde où les ressources médicales sont souvent limitées, comment décide-t-on de l'attribution des soins intensifs néonataux ? Quels critères utiliser pour déterminer qui reçoit des soins dans des situations de pénurie ?

La néonatologie, par sa nature même, confronte régulièrement le soignant à ces dilemmes. Chaque décision est teintée d'une profonde humanité, d'une remise en question constante de ce qui est "juste" ou "bon". C'est un domaine où l'éthique n'est pas une réflexion abstraite, mais une réalité quotidienne, incarnée dans le regard d'un nouveau-né, dans l'espoir d'un parent, dans la main qui administre un soin.

L'éthique en néonatalogie est donc une invitation à la réflexion profonde, à l'humilité, et à une prise de décision éclairée, toujours dans l'intérêt du nouveau-né et de sa famille. Elle rappelle que derrière chaque geste médical, il y a une histoire, une vie, et une responsabilité immense.

Décisions difficiles : quand et comment intervenir

La néonatologie est un univers où chaque décision peut peser lourd. Entre la science médicale, les souhaits des parents et le bien-être du nouveau-né, les professionnels de la santé naviguent souvent en eaux troubles, cherchant le meilleur cap à suivre. Lorsque la situation médicale d'un bébé est complexe ou incertaine, prendre la décision "juste" peut s'avérer un défi de taille.

- **Évaluation médicale :** Tout commence par une évaluation médicale approfondie. Quelle est la situation actuelle du nouveau-né ? Quels sont ses besoins immédiats ? Comment évoluera-t-il à court et à long terme ? Bien que la médecine puisse fournir de nombreuses réponses, elle est également empreinte d'incertitudes. Il est crucial que les soignants reconnaissent et communiquent ces incertitudes à l'équipe et aux parents.

- **Considération des parents :** Les parents sont les principaux défenseurs de leur enfant. Leurs souhaits, espoirs, craintes et convictions doivent être écoutés et pris en compte. Cette écoute active forme la base d'une relation de confiance mutuelle, indispensable pour la prise de décisions conjointes.

- **Dilemmes éthiques :** Dans certains cas, le chemin à emprunter n'est pas clairement défini. Poursuivre un traitement agressif peut prolonger la vie, mais à quel coût pour le bébé ? Parfois, le choix le plus compatissant est de fournir des soins palliatifs, concentrés sur le confort plutôt que sur la guérison. Ces décisions, profondément éthiques, nécessitent réflexion, dialogue et souvent le soutien d'un comité d'éthique.

- **Communication transparente :** Lorsque des décisions difficiles se profilent à l'horizon, la communication entre tous les acteurs concernés est primordiale. Les médecins, infirmiers, et autres professionnels de santé doivent partager les informations de manière claire, transparente et empathique, permettant ainsi aux parents de comprendre la situation et d'y participer activement.

- **Soutien psychologique :** Les décisions en néonatologie peuvent avoir un impact émotionnel profond, non seulement sur les parents mais aussi sur les soignants. La mise en place d'un soutien psychologique, que ce soit par le biais de psychologues, travailleurs sociaux ou groupes de soutien, est essentielle pour aider chacun à naviguer dans ces eaux tumultueuses.

Reconnaissance du deuil : Dans les situations où le décès d'un nouveau-né est imminent ou a eu lieu, reconnaître et honorer le processus de deuil est crucial. Chaque membre de l'équipe doit aborder cette étape avec sensibilité, offrant aux parents l'espace, le temps et le soutien nécessaires pour faire face à leur perte.

La prise de décisions en néonatologie est un art délicat, un équilibre entre la science, l'éthique et l'humanité. Dans cette quête permanente du meilleur pour le nouveau-né et sa famille, chaque professionnel est appelé à faire preuve de compétence, de compassion et de courage.

Collaborer avec les familles : respecter les croyances et les souhaits

L'unité de néonatologie, avec ses lumières tamisées, ses doux bips intermittents et ses fragiles occupants, est un lieu empreint d'émotions fortes. Pour les familles, c'est un espace où espoir et anxiété cohabitent. Dans ce contexte, la collaboration entre soignants et familles devient un pilier central de la prise en charge. Au cœur de cette alliance, il est fondamental de reconnaître et de respecter les croyances et les souhaits des parents.

L'écoute active : Avant toute chose, il est primordial d'écouter. Les parents, souvent débordés par la situation, ont besoin de se sentir entendus dans leurs craintes, leurs espoirs et leurs convictions. Cette écoute ne se limite pas à un simple exercice d'oreille : elle implique une présence totale, une ouverture d'esprit et une réponse empathique.

Le dialogue ouvert : Une fois que l'on écoute, le dialogue peut s'instaurer. Cela implique un échange honnête où les informations médicales sont partagées clairement, permettant aux parents de comprendre la situation de leur enfant. En retour, les professionnels de santé ont l'opportunité d'entendre et de comprendre les perspectives et les souhaits des parents.

La prise en compte des croyances : Chaque famille arrive avec son propre bagage culturel, religieux et éthique. Que ce soit une conviction sur la valeur de la vie, une pratique rituelle ou une approche alternative des soins, ces croyances doivent être reconnues et, dans la mesure du possible, intégrées dans le plan de soins.

La co-décision : Dans l'idéal, les décisions concernant les soins du nouveau-né devraient être prises conjointement entre soignants et parents. Cette approche collaborative garantit que le bien-être de l'enfant est toujours au centre des préoccupations, tout en respectant l'autonomie des parents.

La médiation : Dans certaines situations, malgré les meilleures intentions, des divergences peuvent surgir entre l'équipe médicale et les parents. Plutôt que de laisser ces tensions s'exacerber, la médiation, qu'elle soit assurée par un professionnel externe ou par un membre formé de l'équipe, peut offrir un espace pour explorer ces divergences et trouver un terrain d'entente.

La formation continue : Le respect des croyances et souhaits des familles requiert des compétences spécifiques. Il est donc crucial que les professionnels de santé en néonatologie bénéficient d'une formation continue, abordant les compétences en communication, la sensibilité culturelle et l'éthique médicale.

La collaboration avec les familles en néonatologie est un voyage empreint de défis mais aussi de profondes récompenses. En plaçant la relation au centre des soins, en valorisant le respect mutuel et la compréhension, il est possible de transformer le parcours médical en une expérience enrichissante et humaine pour tous les acteurs impliqués.

Chapitre 9 :
LA RECHERCHE ET L'INNOVATION
EN NÉONATALOGIE

L'évolution de la médecine néonatale : où en sommes-nous ?

La médecine néonatale, cette spécialité médicale à la croisée de la technologie, de la recherche et de la compassion humaine, a connu des transformations majeures ces dernières décennies. De la simple prise en charge des nouveau-nés à la fine pointe des interventions médicales, elle a constamment repoussé les frontières de ce qui est possible. Mais où en sommes-nous aujourd'hui ?

Des débuts modestes : Dans les premières années de la néonatologie, les ressources étaient limitées. Les prématurés étaient placés dans des "couveuses" rudimentaires, souvent avec peu d'espoir de survie pour ceux nés très tôt. Les avancées étaient surtout axées sur la nutrition et la lutte contre les infections.

La révolution technologique : Avec le temps, la technologie a fait des bonds spectaculaires. Des moniteurs cardiaques perfectionnés, des ventilateurs de pointe, des équipements d'oxygénothérapie innovants et bien plus encore ont permis de prendre en charge des bébés de plus en plus jeunes, avec des taux de survie en constante augmentation.

La recherche et ses fruits : Les études cliniques ont contribué à améliorer les protocoles de prise en charge. Que ce soit la découverte des bienfaits du surfactant pulmonaire pour les prématurés ou l'importance du peau-à-peau pour le bien-être néonatal, la recherche a constamment enrichi notre compréhension et affiné nos interventions.

L'approche holistique : La néonatologie moderne ne se contente pas de s'occuper du corps du nouveau-né. Elle reconnaît l'importance de l'environnement, de la famille, de la stimulation sensorielle et de l'interaction humaine. Les unités de néonatologie actuelles ressemblent moins à des salles d'opération stériles et plus à des espaces chaleureux propices au développement.

La génétique et la médecine personnalisée : Avec les avancées en génétique, nous sommes désormais en mesure d'identifier précocement certaines conditions et de personnaliser les traitements. Cela ouvre la voie à des interventions plus ciblées et, potentiellement, à la prévention de certaines complications.

La collaboration interdisciplinaire : La prise en charge néonatale d'aujourd'hui est le fruit d'une collaboration étroite entre divers professionnels : pédiatres, infirmières, kinésithérapeutes, nutritionnistes, psychologues, et bien d'autres. Cette approche intégrée garantit une prise en charge complète du nouveau-né.

Les défis à venir : Bien que la néonatologie ait fait de grands progrès, elle est confrontée à de nouveaux défis, notamment en matière d'éthique médicale, de coûts de santé, d'accès équitable aux soins ou encore de prise en charge à long terme des prématurés.

La médecine néonatale est un reflet de notre capacité à marier science, technologie et humanité. Elle évolue constamment, tirant des leçons du passé tout en regardant vers l'avenir avec optimisme et ambition. À chaque étape, elle réaffirme son engagement profond envers ces vies qui commencent à peine, ces petites étincelles pleines de potentiel.

Participer à la recherche : l'importance de rester à la pointe

Dans le monde effervescent de la médecine, la recherche est le moteur qui propulse l'innovation et façonne l'avenir. La néonatologie, comme toute autre discipline médicale, s'appuie sur des découvertes continuelles pour améliorer les soins, augmenter les taux de survie et offrir aux nouveau-nés une meilleure qualité de vie. Participer à la recherche n'est pas seulement une question d'acquisition de nouvelles connaissances; c'est une démarche essentielle pour rester à l'avant-garde du domaine.

Découvrir pour mieux soigner : Chaque protocole, chaque traitement, chaque technique employée en néonatologie a une origine : la recherche. C'est grâce à des études cliniques rigoureuses que nous comprenons mieux les besoins spécifiques des prématurés, les mécanismes des maladies néonatales ou encore l'impact des interventions sur le développement à long terme.

L'impact global : Participer à la recherche, c'est contribuer à la base de connaissances mondiale. Les résultats d'une étude peuvent avoir des répercussions bien au-delà des frontières, influençant les pratiques cliniques à travers le monde et offrant de nouvelles perspectives.

La reconnaissance professionnelle : Pour les professionnels de santé, être actif dans le domaine de la recherche renforce leur crédibilité, les place en tant que leaders d'opinion et leur offre des opportunités de collaborations internationales.

Anticiper les défis futurs : En explorant les terrains inconnus de la néonatologie, les chercheurs peuvent anticiper et répondre aux défis émergents. Que ce soit des problèmes liés à de nouvelles pathologies, des complications dues à des traitements existants ou des questions d'éthique médicale, la recherche prépare le terrain pour des solutions innovantes.

Favoriser une culture de l'excellence : Une institution ou un professionnel engagé dans la recherche tend à favoriser une culture de l'excellence, encourageant constamment la remise en question, l'apprentissage et l'amélioration.

La collaboration interdisciplinaire : La recherche en néonatologie ne se limite pas aux pédiatres. Elle implique souvent des équipes multidisciplinaires, allant des biochimistes aux psychologues, ce qui enrichit la compréhension globale des enjeux néonataux.

L'éthique et l'humanisme : Être à la pointe de la recherche implique également une réflexion éthique approfondie. Les questions sur l'intervention médicale, le consentement ou les implications à long terme nécessitent une approche holistique qui allie la science à l'humanité.

La recherche en néonatologie est une quête passionnante, mêlant espoir, détermination et ingéniosité. En y participant activement, les professionnels non seulement élargissent les horizons de leur discipline mais garantissent également que les soins offerts aux plus petits et aux plus vulnérables d'entre nous sont fondés sur les connaissances les plus récentes et les plus solides.

Les innovations technologiques et leur impact sur les soins

À l'aube du XXIe siècle, le paysage médical est en constante mutation, en grande partie grâce aux innovations technologiques. La néonatologie, cette branche délicate qui s'occupe des nouveau-nés, n'est pas en reste. Les progrès technologiques ont non seulement repoussé les limites de ce qui est médicalement possible, mais ont également transformé la manière dont nous prenons soin des bébés les plus fragiles.

Moniteurs avancés : L'arrivée de moniteurs sophistiqués a changé la donne. Capables de surveiller en temps réel les signes vitaux d'un nouveau-né, comme le rythme cardiaque, la saturation en oxygène ou la pression sanguine, ils offrent aux équipes médicales une fenêtre précise sur l'état de santé de l'enfant. Ceci permet d'intervenir de manière proactive et d'éviter de potentielles complications.

Ventilation améliorée : Les ventilateurs modernes sont bien plus adaptés aux besoins des prématurés. Avec des modes de ventilation plus doux, ils minimisent les risques de lésions pulmonaires tout en assurant une oxygénation optimale.

La télémedicine : La capacité de consulter des spécialistes à distance, d'accéder à des dossiers médicaux en temps réel ou de suivre le développement d'un bébé après son départ de l'unité néonatale révolutionne la prise en charge. Cela garantit que, quel que soit l'endroit, chaque bébé puisse bénéficier de l'expertise nécessaire.

Équipements d'imagerie : Les technologies comme l'échographie, l'IRM ou les rayons X de pointe offrent des images claires et détaillées, permettant un diagnostic plus précis et une meilleure planification des interventions.

Applications et logiciels spécialisés : Des applications dédiées permettent aujourd'hui un suivi plus rigoureux des soins, des alimentations, des médicaments administrés ou encore des progrès développementaux. Elles facilitent la communication entre les différents membres de l'équipe soignante.

Thérapies ciblées : Des équipements tels que les lampes de photothérapie pour traiter la jaunisse néonatale ou les appareils de thérapie par le froid pour certaines lésions cérébrales offrent des traitements plus efficaces et moins invasifs.

Interactions numériques avec les familles : Des systèmes de caméras permettent aux parents de voir leur bébé à distance lorsqu'ils ne peuvent être présents. Cela renforce le lien parent-enfant et offre un soutien émotionnel essentiel.

Formation et simulation : Grâce à des mannequins néonataux hyper-réalistes et à des environnements de simulation, le personnel médical peut s'entraîner à faire face à divers scénarios d'urgence, améliorant ainsi la qualité des soins.

Les innovations technologiques en néonatologie ont un impact profond : elles améliorent non seulement les taux de survie et les résultats à long terme pour les nouveau-nés, mais aussi l'expérience des familles et des professionnels de santé. Dans cette quête pour offrir le meilleur départ possible dans la vie, la technologie est un allié inestimable, un outil qui, lorsqu'il est utilisé judicieusement, peut accomplir des merveilles.

Chapitre 10 :
LE RÔLE DE L'INFIRMIER
DANS L'ÉDUCATION DES PARENTS

Préparer les parents à la sortie : éducation et formation

La sortie de l'unité de néonatologie est un moment mêlant joie et appréhension pour de nombreux parents. Après avoir passé des jours, voire des semaines ou des mois, à observer leur enfant être pris en charge par une équipe de professionnels, l'idée de prendre le relais à domicile peut sembler écrasante. C'est là que la préparation, l'éducation et la formation des parents deviennent cruciales.

Évaluation des besoins spécifiques : Chaque bébé et chaque famille est unique. Avant de planifier la formation, il est essentiel d'évaluer les besoins particuliers de chaque famille, qu'il s'agisse de soins médicaux continus, de préoccupations nutritionnelles ou de besoins en matière de développement.

Ateliers pratiques : Des séances pratiques peuvent être organisées pour enseigner aux parents les compétences essentielles telles que la manière de nourrir leur bébé, comment donner des médicaments, ou encore comment effectuer des massages thérapeutiques.

Sensibilisation aux signes vitaux : Les parents peuvent être formés à reconnaître les signes vitaux de leur bébé, à comprendre ce qui est normal et ce qui pourrait nécessiter une attention médicale.

Gestion des équipements médicaux : Si le bébé a besoin d'équipements spécifiques à la maison, les parents doivent être formés à leur utilisation et à leur entretien, que ce soit pour un moniteur cardiaque, une pompe à alimentation ou un appareil de ventilation.

Soutien émotionnel : La préparation à la sortie ne concerne pas seulement les soins physiques. Les parents peuvent avoir besoin de soutien pour gérer l'anxiété, le stress ou le deuil d'une expérience "normale" de la naissance.

Planification de suivi : Organiser des rendez-vous de suivi, des sessions de thérapie ou des groupes de soutien permet d'assurer une transition en douceur vers la maison et de continuer à soutenir la famille.

Ressources et contacts d'urgence : Fournir aux parents une liste de ressources, notamment des numéros d'urgence, des contacts pour le soutien à domicile ou des groupes de soutien parentaux, peut leur donner une sécurité supplémentaire.

Intégration des frères et sœurs : Il est aussi important d'inclure les frères et sœurs dans le processus. Les préparer à l'arrivée de leur nouveau frère ou sœur à la maison, avec ses éventuels besoins spécifiques, est crucial pour assurer l'harmonie familiale.

Conseils sur l'environnement domestique : Des recommandations peuvent être faites pour aider à préparer la maison, qu'il s'agisse d'aménagements pour l'accessibilité ou de conseils pour créer un environnement serein et stimulant pour le bébé.

La transition de l'hôpital au domicile est une étape majeure pour les familles des nouveau-nés ayant nécessité des soins en néonatologie. En équipant les parents des compétences, des connaissances et de la confiance nécessaires, les professionnels de santé jouent un rôle essentiel pour assurer le bien-être continu du bébé et soutenir toute la famille dans cette nouvelle aventure.

Gérer les situations difficiles : deuils, mauvaises nouvelles, etc.

La néonatologie, malgré toutes ses merveilles et ses succès, est également parsemée de moments sombres et douloureux. Les infirmières et l'ensemble du personnel soignant sont souvent en première ligne face à ces situations. Ils sont confrontés à la douleur brute des parents, au chagrin, à la confusion et, parfois, à la colère. Apprendre à naviguer dans ces moments avec compassion, professionnalisme et résilience est crucial.

La communication empathique : Livrer des nouvelles difficiles nécessite une grande sensibilité. Cela signifie non seulement choisir les bons mots, mais aussi être à l'écoute, reconnaître les émotions des parents et offrir un soutien immédiat.

L'espace pour le chagrin : Les parents qui subissent une perte ou reçoivent de mauvaises nouvelles ont besoin d'un espace pour traiter leurs émotions. Que ce soit une pièce tranquille à l'écart ou un soutien pour les aider à rentrer chez eux, il est crucial de leur offrir ce répit.

Offrir des ressources : Qu'il s'agisse de groupes de soutien pour le deuil, de thérapies ou de lectures recommandées, orienter les parents vers des ressources peut les aider à gérer leur douleur.

Rituel et mémoire : Pour les parents qui perdent un enfant, offrir la possibilité de créer des souvenirs, que ce soit à travers des photos, des empreintes de pieds ou des mèches de cheveux, peut être un aspect précieux du processus de deuil.

Soutenir l'équipe : Les infirmières et les médecins sont également touchés émotionnellement. Créer un environnement où ils peuvent partager leurs sentiments, obtenir du soutien psychologique ou même participer à des rituels commémoratifs renforce la résilience de l'équipe.

Formation continue : Les sessions de formation sur la manière de communiquer les mauvaises nouvelles, la psychologie du deuil ou le soutien en situation de crise peuvent équiper le personnel avec les outils nécessaires pour gérer ces moments.

Reconnaissance des signes de détresse : Il est vital d'être vigilant aux signes de détresse chez les parents - et également parmi les membres de l'équipe. Reconnaître quand quelqu'un a besoin d'aide ou de temps pour se remettre est essentiel.

Inclusion des spécialistes : Faire appel à des psychologues, des travailleurs sociaux ou des aumôniers pour accompagner les familles et l'équipe peut offrir un soutien supplémentaire.

Prendre du recul : Parfois, la meilleure chose que l'on puisse faire est de prendre du recul. Cela peut signifier donner du temps aux parents seuls avec leur bébé, ou permettre à un membre de l'équipe de s'éloigner momentanément de la situation.

Les moments sombres en néonatologie sont une réalité que personne ne souhaite affronter, mais ils sont inévitables. Avec la formation, le soutien et une communication ouverte, ces situations peuvent être gérées avec la dignité, le respect et la compassion qu'elles méritent.

Les outils et ressources pour une communication efficace

La communication est un pilier central en néonatologie. Entre les soignants, avec les parents, et même parfois avec les bébés eux-mêmes, une communication claire, empathique et précise est primordiale. Elle peut faire la différence entre un parent qui se sent soutenu et informé et un parent qui se sent perdu et anxieux. Voici quelques outils et ressources essentiels pour favoriser une communication efficace en néonatologie.

Formations en communication : Il existe de nombreux programmes et ateliers conçus spécifiquement pour former les professionnels de santé à une communication empathique et efficace. Ces formations peuvent aborder des sujets tels que la délivrance de mauvaises nouvelles, la gestion des émotions ou la médiation en cas de désaccord.

Outils visuels : Des diagrammes, des infographies, et des modèles réduits peuvent aider à expliquer des concepts complexes ou à détailler l'anatomie et la physiologie aux parents, rendant l'information plus accessible.

Guides écrits : Les brochures, les dépliants et les guides offrent aux parents une ressource tangible qu'ils peuvent consulter à leur rythme. Ces supports peuvent aborder des sujets variés, de la compréhension d'une maladie spécifique à la préparation pour le retour à la maison.

Logiciels de traduction : Dans les unités de soins où les familles parlent une variété de langues, avoir accès à des outils de traduction fiables est inestimable pour s'assurer que chaque parent reçoit l'information dans une langue qu'il comprend.

Interprètes médicaux : Lorsque possible, l'utilisation d'interprètes formés en milieu médical garantit non seulement la traduction de la langue, mais également une communication nuancée des termes médicaux.

Technologie de communication : Les tablettes, les smartphones et les ordinateurs peuvent être utilisés pour la télémédecine, permettant aux parents de communiquer avec les médecins même à distance, ou de participer à des réunions d'équipe multidisciplinaire.

Feedback régulier : Organiser des sessions régulières de feedback avec les parents peut aider à identifier les domaines où la communication peut être améliorée.

Journaux de bord et cahiers de suivi : Permettent une communication continue entre les équipes lors des changements de service. Les parents peuvent également y noter leurs questions ou préoccupations, assurant une communication bidirectionnelle.

Groupes de soutien : Ces groupes offrent aux parents l'occasion de partager leurs expériences, de poser des questions et d'apprendre les uns des autres, tout en étant guidés par un professionnel.

Écoute active : C'est peut-être l'outil le plus important et pourtant le plus sous-estimé. Prendre le temps d'écouter véritablement, sans interruption, et de refléter ce que l'on entend peut grandement améliorer la qualité de la communication.

En combinant une formation adéquate, des outils technologiques et des ressources tangibles, le personnel de néonatologie peut s'assurer que la communication reste toujours au cœur des soins prodigués, renforçant ainsi la confiance, la compréhension et le partenariat avec les familles qu'ils servent.

Chapitre 11 :
L'IMPORTANCE
DE LA MULTIDISCIPLINARITÉ

Le rôle de chaque membre
de l'équipe médicale en néonatologie

La néonatologie, bien loin d'être l'œuvre d'un seul héros solitaire, est le fruit d'une collaboration intense entre différents professionnels de la santé. Chaque membre de cette équipe joue un rôle précis, et c'est la somme de leurs efforts conjugués qui permet d'offrir des soins exceptionnels aux nouveau-nés et à leurs familles.

Au cœur de cette symphonie médicale se trouve le **néonatologiste**. Expert des soins aux bébés prématurés et aux nouveau-nés atteints de pathologies, il est le chef d'orchestre de l'équipe, prenant des décisions cruciales concernant le diagnostic, le traitement et le suivi des petits patients.

Soutenant le néonatologiste dans cette mission, l'**infirmier en néonatologie** est le pilier des soins au quotidien. Il est les yeux et les oreilles du service, surveillant en permanence les signes vitaux des bébés, administrant les traitements et étant le premier répondant en cas d'urgence. De plus, il joue un rôle crucial dans le soutien et l'éducation des parents, les guidant à travers l'océan d'émotions et d'incertitudes que représente un séjour en unité néonatale.

Le **kinésithérapeute** intervient ensuite, aidant les nouveau-nés à développer leur fonction pulmonaire et à surmonter d'éventuelles complications respiratoires. Grâce à des techniques spécialisées, il stimule et renforce leurs jeunes poumons, les préparant à une vie hors de la couveuse.

Le **pharmacien**, bien que moins visible, joue un rôle tout aussi essentiel. Expert des médicaments, il veille à ce que chaque bébé reçoive le bon médicament, à la bonne dose, au bon moment. Sa collaboration avec le néonatologiste garantit un traitement optimal et adapté à chaque situation.

La **psychologue** est le phare émotionnel de l'équipe. Elle apporte soutien et conseils aux parents confrontés à l'anxiété, au stress ou au chagrin, tout en offrant également une oreille attentive aux membres de l'équipe médicale, souvent confrontés à des situations émotionnellement chargées.

Enfin, le **diététicien** s'assure que chaque bébé reçoit la nutrition adaptée à ses besoins spécifiques. En collaboration avec l'infirmier, il élabore des plans nutritionnels pour promouvoir la croissance et la santé des nouveau-nés.

Cette équipe, bien que composée d'individus aux compétences variées, travaille dans un but commun : assurer le bien-être et la santé des plus petits et vulnérables d'entre nous. Et c'est cette collaboration, cette unité de vision, qui fait de la néonatologie un domaine si spécial et si vital dans le monde médical.

Comment travailler efficacement avec différents spécialistes

La collaboration interprofessionnelle est au cœur de la médecine moderne. La complexité croissante des soins nécessite une coordination sans faille entre différents spécialistes pour garantir le meilleur résultat possible pour le patient. Voici quelques conseils pour travailler efficacement avec différents spécialistes :

Comprendre le rôle de chaque spécialiste : Avant de pouvoir travailler en tandem avec d'autres professionnels, il est essentiel de comprendre leur domaine d'expertise, leurs responsabilités et la valeur qu'ils apportent à l'équipe.

Communication ouverte et respectueuse : Il est crucial de favoriser un dialogue ouvert, en évitant le jargon autant que possible et en écoutant activement. Le respect mutuel facilite également une communication productive.

Organiser des réunions régulières : Des points de rencontre réguliers permettent de s'assurer que tout le monde est sur la même longueur d'onde concernant le plan de soins, les mises à jour du patient et les éventuelles préoccupations.

Utiliser des outils de collaboration : Des dossiers médicaux électroniques aux applications de communication spécialisées, les outils technologiques peuvent aider à maintenir tout le monde informé en temps réel.

Promouvoir la formation interdisciplinaire : Lorsque les spécialistes comprennent les bases des autres domaines, ils peuvent mieux anticiper les besoins de l'équipe et faciliter une prise en charge globale du patient.

Clarifier les responsabilités : Évitez la confusion en établissant clairement qui est responsable de quoi. Cette clarification réduit les risques de chevauchement ou de négligence des soins.

Donner et recevoir des feedbacks : Une équipe interprofessionnelle peut toujours s'améliorer. En encourageant des retours constructifs, les membres de l'équipe peuvent continuellement s'adapter et s'améliorer.

Cultiver un esprit d'équipe : Les activités de team building et les moments de détente partagée peuvent renforcer les liens entre les membres de l'équipe et faciliter une meilleure collaboration.

Être flexible : Chaque patient est unique, et parfois, le plan établi nécessite des ajustements. La capacité à s'adapter rapidement à de nouvelles informations ou à des situations changeantes est essentielle.

Prioriser le patient : Au-delà des domaines d'expertise, des egos et des différences professionnelles, le bien-être du patient doit toujours rester la priorité centrale. Cela aide à garder l'équipe centrée et unie dans son objectif.

Travailler efficacement avec différents spécialistes exige de l'ouverture d'esprit, du respect, une communication claire et un engagement envers le bien-être du patient. C'est en unissant leurs forces que les spécialistes peuvent offrir des soins holistiques et optimisés.

Chapitre 12 :
ASPECTS NUTRITIONNELS
EN NÉONATALOGIE

L'importance de la nutrition
pour les nouveau-nés

La période néonatale est une fenêtre critique dans la vie d'un individu. En ces premières semaines de vie, le corps subit des transformations rapides et fondamentales qui jetteront les bases de la santé future. Au cœur de ces changements réside la nutrition. Les besoins nutritionnels des nouveau-nés sont spécifiques, intenses et cruciaux pour assurer leur croissance et leur développement sains.

Croissance rapide : Les nouveau-nés, en particulier les prématurés, subissent une croissance exponentielle. Les besoins caloriques et nutritionnels pendant cette période sont donc proportionnellement plus élevés que pour n'importe quel autre stade de la vie. La nutrition adéquate garantit une croissance saine des os, des muscles et des organes.

Développement cérébral : Les premiers mois de vie sont essentiels pour le développement du cerveau. Les acides gras, tels que les oméga-3, sont vitaux pour la formation des neurones et des synapses. Un apport nutritionnel optimal influence positivement les capacités cognitives et émotionnelles futures.

Système immunitaire : Le système immunitaire du nouveau-né est encore en développement. Le colostrum, la première forme de lait maternel, est riche en anticorps qui protègent le bébé des infections. De plus, une nutrition adéquate renforce la barrière intestinale, limitant ainsi les risques d'infections.

Métabolisme : Une nutrition adéquate pendant la période néonatale peut avoir un impact durable sur le métabolisme de l'individu. Elle influence la régulation du poids, la tolérance au glucose et d'autres aspects métaboliques tout au long de la vie.

Développement moteur : La nutrition influence la force musculaire et la coordination. Un apport adéquat en protéines et en micronutriments est essentiel pour le développement moteur.

Prévention des maladies : Les carences nutritionnelles à ce stade précoce peuvent prédisposer à des maladies chroniques à l'âge adulte, comme le diabète, l'hypertension ou certaines maladies cardiaques.

Régulation hormonale : Les hormones jouent un rôle clé dans la croissance et le développement. La nutrition influence la production et la régulation de ces hormones.

Bien-être émotionnel : Bien que moins évident, il y a un lien entre la nutrition et l'humeur. Les déséquilibres nutritionnels peuvent affecter le comportement et l'humeur, même chez les nourrissons.

Bonne digestion : Un système digestif sain commence avec une bonne nutrition. Elle garantit une flore intestinale saine, réduisant ainsi les risques de coliques, de constipation ou d'autres troubles digestifs.

Le rôle de la nutrition pour les nouveau-nés est donc profondément ancré dans chaque aspect de leur développement et de leur santé. En garantissant une nutrition optimale dès les premiers jours de vie, nous jetons les bases d'une vie saine et épanouie. Ce n'est pas un simple acte d'alimentation; c'est un acte d'amour, de prévoyance et d'engagement envers l'avenir de l'enfant.

Différentes méthodes d'alimentation : allaitement, alimentation entérale, parentérale

La manière dont un nouveau-né est nourri dépend de son état de santé, de sa capacité à téter, de ses besoins nutritionnels et parfois des choix des parents. Voici une exploration des différentes méthodes d'alimentation qui peuvent être utilisées en fonction de la situation.

Allaitement :

Naturel et physiologique : L'allaitement maternel est la méthode la plus naturelle et recommandée pour nourrir les nouveau-nés. Le lait maternel est riche en nutriments, anticorps et autres facteurs bénéfiques qui favorisent la croissance, la protection et le développement.

Avantages : Outre ses avantages nutritionnels, l'allaitement renforce le lien entre la mère et l'enfant, stimule la production de lait et réduit le risque de certaines maladies pour l'enfant et la mère.

Lait maternisé : Pour les mères qui ne peuvent ou ne souhaitent pas allaiter, le lait maternisé est une alternative. Il est conçu pour être le plus proche possible de la composition du lait maternel.

Alimentation entérale :

Introduction : L'alimentation entérale est utilisée pour les bébés qui ne peuvent pas téter ou avaler efficacement mais dont le système digestif fonctionne normalement.

Sonde nasogastrique : Une fine sonde est insérée par le nez, passe par l'œsophage et se termine dans l'estomac. Elle permet d'administrer le lait directement dans l'estomac.

Sonde orogastrique : Semblable à la sonde nasogastrique, cette sonde est insérée par la bouche.

Sonde naso-intestinale : Cette sonde va plus loin que l'estomac, se terminant dans l'intestin grêle, généralement utilisée lorsque l'estomac ne peut pas traiter la nourriture correctement.

Alimentation parentérale :

Introduction : L'alimentation parentérale est utilisée lorsque le système digestif du bébé ne peut pas ou ne doit pas être utilisé. Les nutriments sont administrés directement dans la circulation sanguine.

Alimentation parentérale totale (APT) : Lorsque tous les besoins nutritionnels sont couverts par cette méthode.

Alimentation parentérale partielle : Utilisée en complément de l'alimentation entérale.

Voie d'administration : Les nutriments sont généralement administrés par un cathéter veineux central ou périphérique.

Chacune de ces méthodes a ses propres avantages, risques et indications. Le choix dépend souvent de l'état clinique du bébé, de ses besoins nutritionnels et de la capacité des parents et des soignants à gérer la méthode choisie. Ce que toutes ces méthodes ont en commun, c'est leur objectif ultime : garantir que chaque nouveau-né reçoive la nutrition dont il a besoin pour grandir et se développer en bonne santé. La collaboration étroite entre les professionnels de santé, les parents et les soignants est essentielle pour réussir cette mission.

Défis nutritionnels courants et solutions

La nutrition joue un rôle essentiel dans le développement sain d'un nouveau-né, en particulier dans l'unité de néonatalogie où les bébés peuvent avoir des besoins spécifiques en raison de leur naissance prématurée ou de conditions médicales. Comprendre les défis nutritionnels courants et savoir comment y répondre est primordial pour le personnel soignant.

- Insuffisance de prise de poids :
  - **Défi :** Les nouveau-nés, en particulier les prématurés, peuvent avoir du mal à prendre du poids.
  - **Solution :** Augmenter la densité calorique du lait ou du lait maternisé, surveiller étroitement les apports et la croissance, et consulter un nutritionniste pédiatrique pour des recommandations spécifiques.
- Intolérance alimentaire :
  - **Défi :** Les signes comprennent des vomissements, de la diarrhée, des ballonnements et des selles anormales.
  - **Solution :** Réduire ou espacer les apports, utiliser des formules spécialisées, surveiller les signes d'allergies ou d'intolérances.
- Nécrotisation entérocolite (NEC) :
  - **Défi :** C'est une maladie intestinale grave qui peut survenir chez les prématurés.
  - **Solution :** Utiliser du lait maternel qui semble réduire le risque, surveiller étroitement les signes de NEC, et cesser l'alimentation en cas

de symptômes tout en débutant un traitement médical approprié.

Difficultés de succion et de déglutition :

Défi : Les bébés prématurés peuvent ne pas avoir encore développé les réflexes nécessaires pour téter et avaler efficacement.

Solution : Utiliser des techniques de soutien à l'allaitement, des tétines spécialisées, ou envisager des méthodes d'alimentation alternatives comme les sondes.

Hypoglycémie :

Défi : Certains bébés peuvent avoir une faible concentration de sucre dans le sang après la naissance.

Solution : Surveillance régulière des niveaux de glycémie, apport de glucose ou de lait rapidement, et, dans les cas graves, utilisation de solutions de glucose intraveineux.

Déficits en vitamines et minéraux :

Défi : Les bébés prématurés peuvent avoir des besoins accrus en certaines vitamines et minéraux.

Solution : Supplémentation en vitamines et minéraux spécifiques selon les recommandations, et monitoring régulier des niveaux sanguins.

Hyperbilirubinémie ou jaunisse :

Défi : Elle est causée par un excès de bilirubine dans le sang, souvent visible par une coloration jaune de la peau.

Solution : Augmenter les apports alimentaires pour promouvoir l'excrétion de bilirubine, et utiliser la photothérapie si nécessaire.

Les défis nutritionnels en néonatalogie requièrent une approche individualisée et multidisciplinaire, impliquant pédiatres, nutritionnistes, infirmières et parents. Une compréhension approfondie de ces défis et une intervention rapide peuvent faire une différence significative dans la santé et le développement à long terme du nouveau-né.

Chapitre 13 :
PHARMACOLOGIE SPÉCIFIQUE
À LA NÉONATOLOGIE

Médicaments couramment utilisés et leurs indications

La pharmacothérapie en néonatologie est complexe en raison de la physiologie unique des nouveau-nés, en particulier des prématurés. Voici une liste non exhaustive de médicaments couramment utilisés et de leurs indications principales.

- Surfactant pulmonaire :
  - **Indication :** Traitement de la détresse respiratoire du prématuré.
  - **Mécanisme :** Remplace le surfactant naturel des poumons qui peut faire défaut chez les prématurés.
- Caféine :
  - **Indication :** Apnée du prématuré.
  - **Mécanisme :** Stimule le centre respiratoire pour diminuer les épisodes d'apnée.
- Antibiotiques (comme l'ampicilline, le gentamicine) :
  - **Indication :** Infections suspectées ou avérées.
  - **Mécanisme :** Lutte contre les bactéries pathogènes.
- Furosemide :
  - **Indication :** Œdème pulmonaire ou insuffisance cardiaque.
  - **Mécanisme :** Diurétique qui augmente l'excrétion rénale de l'eau et des électrolytes.
- Dopamine, Dobutamine :
  - **Indication :** Insuffisance cardiaque ou choc.

Mécanisme : Augmentent la force de contraction cardiaque et/ou la pression artérielle.

Indométacine, Ibuprofène :

Indication : Fermeture du canal artériel persistant.

Mécanisme : Inhibe la prostaglandine, favorisant la fermeture du canal.

Vitamine K :

Indication : Prophylaxie de la maladie hémorragique du nouveau-né.

Mécanisme : Essentiel pour la coagulation sanguine.

Érythropoïétine :

Indication : Anémie du prématuré.

Mécanisme : Stimule la production de globules rouges.

Acyclovir :

Indication : Infections à herpès simplex.

Mécanisme : Antiviral.

Phénobarbital, levetiracetam :

Indication : Crises épileptiques.

Mécanisme : Médicaments antiépileptiques.

Ranitidine, Omeprazole :

Indication : Reflux gastro-œsophagien ou ulcères.

Mécanisme : Diminuent la production d'acide gastrique.

C'est important de noter que la pharmacocinétique et la pharmacodynamie des médicaments varient considérablement chez le nouveau-né, et particulièrement chez le prématuré. Ainsi, les doses, les indications et les effets secondaires peuvent différer de celles des enfants plus âgés ou des adultes. Toujours consulter des ressources appropriées et spécialisées lors de la prescription ou de l'administration de médicaments à cette population.

Dosage, administration et surveillance des effets secondaires

En néonatologie, la juste administration des médicaments est cruciale, étant donné la vulnérabilité des patients. Voici une exploration de ces éléments clés, présentée de manière fluide.

L'Art du Dosage

Chaque millilitre compte en néonatologie. Le dosage est généralement basé sur le poids du nourrisson, souvent en mg/kg. Ce calcul est essentiel, car un simple écart peut avoir des conséquences majeures. Il faut aussi prendre en compte le développement physiologique du bébé, car le métabolisme, l'excrétion et la distribution des médicaments varient selon l'âge gestationnel et postnatal.

Administration : Une Précision Chirurgicale

Les voies d'administration en néonatologie sont multiples : orale, intraveineuse, intra-artérielle, sous-cutanée, intramusculaire, intrathécale, et plus encore. Chaque voie a ses spécificités :

- **Orale :** Souvent préférée pour sa simplicité, mais la capacité d'absorption peut varier chez le prématuré.
- **Intraveineuse :** Permet une action rapide, mais nécessite une surveillance accrue du site d'injection pour prévenir les infections.

Surveillance des Effets Secondaires : Un Œil Aiguisé

Même avec un dosage impeccable, les effets secondaires sont toujours possibles. Certains signes sont évidents, comme une éruption cutanée, tandis que d'autres, comme une insuffisance rénale, nécessitent des analyses plus poussées. L'observation est le maître mot. Tout changement dans le comportement, la respiration, la couleur de la peau, ou même la consistance des selles peut être un indice.

Mais la surveillance ne s'arrête pas là. Des examens réguliers, tels que des bilans sanguins, des échographies ou des radiographies, peuvent être nécessaires pour détecter d'éventuelles complications.

La Collaboration : Clé de la Sécurité

La sécurité médicamenteuse est une responsabilité partagée. Pharmaciens, médecins, et infirmières doivent collaborer étroitement pour assurer la justesse du traitement. Les erreurs sont humaines, mais en néonatologie, les marges d'erreur sont minces. Une double ou triple vérification des doses est souvent pratiquée.

L'Éducation des Parents

Il est également crucial d'informer les parents. Ils doivent comprendre pourquoi un médicament est administré, quels sont les effets attendus, et quels signes d'alerte ils doivent surveiller à la maison, en particulier si le bébé est sorti de l'unité de soins.

La néonatologie est un domaine où chaque détail compte. Le dosage, l'administration et la surveillance sont des piliers essentiels de la prise en charge médicamenteuse. C'est un ballet délicat, où la science rencontre l'art, avec pour seul objectif le bien-être du nouveau-né.

Les spécificités pharmacocinétiques chez le nouveau-né

Le nouveau-né, en particulier le prématuré, est une entité physiologique unique avec des particularités qui influencent profondément la pharmacocinétique des médicaments. Plongeons de manière fluide dans ce monde fascinant des médicaments et des bébés.

Un Corps en Changement Constant

Au commencement de la vie, tout est en mouvement. Les organes, les systèmes, la circulation... tout évolue à une vitesse vertigineuse. Ces changements impactent la manière dont les médicaments sont absorbés, distribués, métabolisés et excrétés.

Absorption : Une Entrée Sur Mesure

La voie d'administration influence grandement l'absorption. Par exemple, la peau d'un prématuré est plus fine et moins mature, rendant la pénétration des médicaments administrés par voie transdermique plus imprévisible. L'acidité gastrique réduite chez le nouveau-né influence également l'absorption des médicaments administrés par voie orale.

Distribution : Un Voyage Particulier

Les proportions d'eau et de graisse dans le corps du nouveau-né diffèrent de celles de l'adulte. Avec une proportion d'eau plus élevée, les médicaments hydrosolubles peuvent avoir un volume de distribution plus important. De plus, le système de protéines porteuses étant encore immature, cela peut affecter la liaison des médicaments aux protéines plasmatiques, rendant plus de médicaments disponibles pour l'action.

Métabolisme : Une Usine en Rodage

Le foie est l'organe principal de métabolisme des médicaments. Chez le nouveau-né, en particulier les prématurés, le foie est immature. Certains systèmes enzymatiques, tels que le cytochrome P450, peuvent ne pas être pleinement fonctionnels. Cela peut ralentir le métabolisme de certains médicaments et augmenter leur durée d'action ou leurs effets secondaires.

Excrétion : Un Système Doux mais Lent

Les reins sont les principaux organes d'excrétion. Mais comme le foie, les reins des nouveau-nés sont immatures. Leur capacité à filtrer, réabsorber et secréter peut être réduite, influençant ainsi la durée pendant laquelle un médicament reste dans le système.

La Clef : Une Individualisation Nécessaire

Toutes ces spécificités impliquent qu'un même médicament peut agir différemment d'un bébé à l'autre.

C'est pourquoi la pharmacocinétique néonatale nécessite une individualisation des doses, une surveillance attentive et une collaboration étroite entre les différents membres de l'équipe médicale.

Comprendre les spécificités pharmacocinétiques chez le nouveau-né est essentiel pour garantir une administration sécuritaire et efficace des médicaments. C'est un défi, certes, mais un défi au cœur de la garantie d'un avenir sain pour ces petites vies fragiles.

Chapitre 14 :
LES THÉRAPIES COMPLÉMENTAIRES ET ALTERNATIVES

Les approches non conventionnelles en néonatalogie : musicothérapie, toucher thérapeutique

Au cœur du monde médical, où la technologie et la science dominent, la néonatalogie se distingue par sa capacité à reconnaître l'importance de l'humanité et de l'intuition. En plus des soins médicaux avancés, l'univers des soins aux nouveau-nés a progressivement intégré des thérapies non conventionnelles pour améliorer la qualité des soins. Plongeons dans le doux monde de la musicothérapie et du toucher thérapeutique.

Musicothérapie : La Douce Mélodie du Bien-être
La musique, sous toutes ses formes, a depuis longtemps été reconnue pour ses propriétés thérapeutiques. En néonatalogie, la musicothérapie offre une oasis de douceur dans un environnement parfois bruyant et stressant.

- **Impact physiologique** : Des études ont montré que la musique douce peut stabiliser la fréquence cardiaque, améliorer la saturation en oxygène et réduire les niveaux de stress chez les prématurés.
- **Stimulation neurologique** : La musique aide à la maturation du cerveau, en stimulant les régions associées à l'écoute et au traitement auditif.
- **Lien parent-enfant** : Chanter ou jouer de la musique pour son bébé peut aider à renforcer le lien affectif, surtout lorsqu'un parent se sent impuissant face aux défis médicaux.

Toucher thérapeutique : Le Pouvoir de la Main Caring
Le toucher est l'un des premiers sens à se développer in

utero. En néonatalogie, le toucher thérapeutique va au-delà d'un simple contact physique.

Massage pour bébé : Les massages doux peuvent aider à réguler les fonctions corporelles, à améliorer la digestion et à favoriser le sommeil. Pour les parents, masser leur bébé peut être une manière d'être actifs dans les soins et d'établir un lien.

Peau à peau ou méthode kangourou : Cette méthode, qui consiste à placer le bébé nu contre la poitrine d'un parent, peut avoir des effets incroyables sur la régulation thermique, la stabilisation cardiaque et respiratoire, ainsi que sur l'allaitement.

Chacune de ces approches non conventionnelles apporte une dimension supplémentaire aux soins en néonatalogie. Elles reconnaissent que, tout en étant des êtres fragiles ayant besoin de soins médicaux, les nouveau-nés sont aussi des êtres humains sensibles, réagissant à l'amour, au toucher et à la musique. Dans cette danse délicate de la vie, la fusion de la science et de la sensibilité crée une symphonie de soins holistiques pour nos plus petits patients.

Les études et les bénéfices associés

Lorsqu'on aborde les soins aux nouveau-nés, en particulier aux prématurés, l'importance des études basées sur des preuves est indiscutable. C'est à travers cette lorgnette scientifique que les approches non conventionnelles, telles que la musicothérapie et le toucher thérapeutique, révèlent leurs bienfaits remarquables, soutenant la guérison, la croissance, et le développement des petits patients en néonatalogie. Parcourez les lignes ci-dessous pour découvrir les études et les bénéfices associés à ces pratiques thérapeutiques alternatives.

Études sur la Musicothérapie

Recherche clinique: Les recherches montrent que la musique, spécifiquement sélectionnée et administrée, peut influencer positivement la physiologie des nouveau-nés. Des études ont révélé des améliorations significatives dans la stabilité des signes vitaux, le comportement d'éveil et de sommeil, et les capacités alimentaires.

Bénéfices démontrés: Outre les avantages physiologiques, la musicothérapie peut aussi contribuer au développement neurologique, stimulant les voies auditives et renforçant la connexion parent-enfant.

Études sur le Toucher Thérapeutique

Evidence scientifique: Le toucher thérapeutique, notamment le massage et le contact peau à peau, est largement étudié. Les bébés qui bénéficient de cette intervention montrent des améliorations dans la prise de poids, la régulation thermique et la diminution du stress et de la douleur.

Bénéfices avérés: Les bienfaits s'étendent également à la santé mentale des parents, qui ressentent moins de stress et d'anxiété et un renforcement des liens affectifs avec leur bébé.

Études sur les autres approches complémentaires

Exploration scientifique: D'autres thérapies complémentaires, telles que la luminothérapie ou la thérapie par les animaux, sont en cours d'exploration. Bien que les données soient encore naissantes, les résultats préliminaires sont prometteurs.

Potentiels bénéfices: Ces thérapies peuvent potentiellement améliorer l'humeur, réduire l'anxiété, et contribuer au bien-être global des nouveau-nés et de leurs familles.

L'assimilation des approches non conventionnelles dans les soins néonatals s'appuie fermement sur des études et des preuves scientifiques solides. Ces méthodes complémentaires, intégrées avec soin et respect dans le cadre des soins conventionnels, enrichissent l'expérience de soin des nouveau-nés et de leurs familles, offrant un parcours de guérison holistique et harmonieux.

Comment les intégrer de manière sécuritaire

En néonatalogie, la sécurité est primordiale. L'introduction de thérapies non conventionnelles nécessite une approche bien réfléchie, afin de garantir le bien-être des nouveau-nés tout en maximisant les avantages potentiels de ces pratiques. Voici comment les intégrer de manière sécuritaire.

Évaluation Préalable

- **Bilan médical**: Avant toute intervention, une évaluation complète de l'état de santé du nouveau-né est essentielle. Certaines conditions médicales pourraient rendre une thérapie inappropriée ou nécessiter des ajustements.
- **Connaissance des antécédents**: Il est crucial de comprendre les antécédents du bébé, ses réactions antérieures à divers stimuli, et toute autre information pertinente qui pourrait influencer la manière dont il répondra à la thérapie.

Formation Professionnelle

- **Certification et formation**: Assurez-vous que les praticiens sont certifiés et formés dans la thérapie spécifique qu'ils proposent. Par exemple, un musicothérapeute qualifié aura une connaissance approfondie de la manière d'utiliser la musique de manière thérapeutique pour les nouveau-nés.
- **Formation continue**: La médecine évolue constamment, de même que les thérapies

99

complémentaires. Il est donc essentiel que les professionnels suivent des formations régulières pour rester à jour.

Protocoles et Lignes Directrices

Développement de protocoles: Établissez des protocoles clairs pour chaque thérapie. Cela comprend les indications, les contre-indications, la durée, la fréquence, et tout autre détail pertinent.

Suivi et surveillance: Tout comme pour les soins médicaux traditionnels, la surveillance continue pendant et après la thérapie est cruciale. Cela permet d'identifier rapidement tout signe de stress ou de réaction négative.

Collaboration et Communication

Communication interprofessionnelle: Les thérapeutes doivent travailler en étroite collaboration avec l'équipe médicale. Un échange régulier d'informations assure que tout le monde est au courant des progrès, des préoccupations ou des changements dans le plan de soins.

Informer les parents: Les parents doivent être pleinement informés de ce que chaque thérapie implique, des avantages potentiels, des risques éventuels et de ce qu'ils peuvent attendre. Leur consentement éclairé est vital.

Réévaluation et Ajustements

Feedback: Après chaque session, prenez un moment pour évaluer comment le bébé a répondu. Cela aidera à affiner les sessions futures pour maximiser les bénéfices.

Flexibilité: Soyez prêt à adapter ou à interrompre une thérapie si elle ne semble pas bénéfique ou si elle provoque une quelconque détresse.

L'intégration sécuritaire des approches non conventionnelles en néonatalogie requiert une planification soignée, une formation spécialisée, une communication constante et une évaluation continue. Avec ces éléments en place, ces thérapies peuvent offrir un complément précieux à la gamme de soins disponibles pour les nouveau-nés et leurs familles.

Chapitre 15 :
L'IMPORTANCE DES SOINS
CENTRÉS SUR LA FAMILLE

Implication des parents
dans les soins de leur enfant

Dans l'univers douillet mais parfois effrayant de la néonatalogie, les parents jouent un rôle essentiel, agissant comme des piliers émotionnels et physiques pour leur nouveau-né. Alors que les professionnels de la santé s'activent autour de couveuses, moniteurs et autres équipements médicaux, les parents sont souvent confrontés à une foule d'émotions : l'angoisse, l'espoir, la culpabilité, le désir de se sentir utiles. Dans ce contexte, l'implication active des parents dans les soins de leur enfant est non seulement bénéfique pour le bébé, mais aussi pour eux-mêmes.

Les bénéfices de l'implication parentale
Lorsque les parents participent activement aux soins, plusieurs bénéfices se manifestent:

- **Renforcement du lien affectif**: Le contact peau à peau, aussi connu sous le nom de "kangourou", favorise la proximité et le lien entre le bébé et ses parents. Cette interaction stimule la production d'ocytocine, l'hormone de l'attachement.
- **Stimulation du développement**: L'interaction parent-enfant peut aider à améliorer la régulation de la température du bébé, stabiliser son rythme cardiaque, et même favoriser une meilleure croissance.
- **Réduction du stress**: Pour le bébé, sentir la présence rassurante de ses parents peut atténuer les niveaux de stress. De plus, pour les parents, se sentir

actifs et utiles peut aider à réduire l'anxiété et le sentiment d'impuissance.

Des gestes simples mais précieux

- **L'alimentation**: Que ce soit par l'allaitement ou par le biberon, nourrir son bébé est un moment intime de connexion.

- **Le bain**: Apprendre à donner le bain à un prématuré ou un nouveau-né malade peut être intimidant, mais c'est une compétence que les parents peuvent maîtriser avec le soutien de l'équipe médicale.

- **Le chant et la parole**: Parler, chanter ou simplement murmurer à l'oreille de son bébé peut le rassurer et renforcer le lien parent-enfant.

Un partenariat avec l'équipe médicale

- **Formation et éducation**: Les infirmiers et les médecins peuvent enseigner aux parents les bases des soins néonatals, les familiarisant avec les équipements et les routines.

- **Participation aux décisions**: Impliquer les parents dans le processus décisionnel concernant les soins de leur enfant renforce leur rôle central dans l'équipe de soins.

- **Soutien émotionnel**: Reconnaître et valider les émotions des parents, les écouter et leur offrir un soutien psychologique est crucial pour leur bien-être.

L'implication des parents dans les soins de leur enfant en unité de néonatalogie transcende le simple fait de "prendre soin". Elle forge un triangle d'amour, de dévouement et de science, où chaque membre – le bébé, les parents, et l'équipe médicale – joue un rôle irremplaçable pour assurer le meilleur départ possible dans la vie de ce nouveau petit être.

Approche holistique :
considérer le nouveau-né
dans son environnement familial

L'approche holistique en néonatalogie ne se limite pas à traiter les symptômes ou les conditions médicales du nouveau-né. Elle prend en compte l'enfant dans sa globalité, intégrant son environnement physique, émotionnel, social et même spirituel. Dans cette optique, la famille joue un rôle primordial. Reconnaître l'importance de cet environnement familial et l'inclure activement dans le processus de soin permet de créer un équilibre harmonieux entre les besoins médicaux du nourrisson et son bien-être global.

L'enfant au cœur d'un réseau d'interactions
Chaque nouveau-né est une entité unique, mais il est également le produit d'une histoire, d'une culture, et d'un réseau familial. Ses interactions avec ses proches, même à un âge aussi tendre, façonnent son expérience du monde.

- **Connexion émotionnelle**: Les premiers jours et semaines de la vie d'un bébé sont cruciaux pour établir un lien émotionnel avec ses parents. Ce lien affectif sert de fondation à son développement émotionnel futur.
- **Transmission culturelle**: Les rituels, les chants, les histoires et les pratiques culturelles transmis par la famille jouent un rôle déterminant dans l'ancrage culturel et identitaire de l'enfant.

Le rôle vital de la famille
L'intégration de la famille dans le processus de soin va bien au-delà du simple réconfort :

- **Compréhension des besoins**: Les parents, en particulier, sont souvent les mieux placés pour reconnaître les signes subtils de confort ou d'inconfort de leur bébé.

- **Continuité des soins**: À domicile, ce sont les membres de la famille qui continueront à assurer les soins quotidiens de l'enfant. Les préparer et les éduquer est donc essentiel pour une transition en douceur.
- **Soutien psychologique**: Les proches peuvent offrir un soutien émotionnel inestimable, tant pour le bébé que pour les autres membres de la famille, en période de stress ou d'incertitude.

L'harmonisation avec l'équipe médicale

- **Communication ouverte**: Une relation de confiance entre l'équipe médicale et la famille est essentielle pour assurer des soins optimaux. La compréhension mutuelle des préoccupations, des espoirs et des craintes facilite une prise en charge adaptée.
- **Éducation et formation**: En fournissant aux familles les outils et les connaissances nécessaires, on renforce leur capacité à jouer un rôle actif dans les soins de leur enfant.

L'approche holistique en néonatalogie reconnaît que chaque bébé est plus qu'une somme de symptômes médicaux à traiter. Il est un être humain complexe, inséré dans un tissu riche d'interactions et de relations. En plaçant le nouveau-né au centre d'un environnement familial aimant et en harmonie avec l'équipe médicale, on maximise ses chances d'un développement harmonieux et épanoui.

Chapitre 16 :
LA SÉCURITÉ EN NÉONATALOGIE

Éviter les erreurs médicales
et garantir la sécurité du patient

Dans le monde de la médecine, où les enjeux sont à leur paroxysme, assurer la sécurité du patient est une priorité absolue. Cette tâche revêt une importance encore plus grande en néonatalogie, où les patients, vulnérables et délicats, requièrent une attention et une précision sans faille. Éviter les erreurs médicales ne repose pas uniquement sur le savoir-faire clinique, mais aussi sur une culture institutionnelle, une communication efficace et une formation continue.

Chaque intervention, chaque médicament administré et chaque décision prise en néonatalogie ont des conséquences potentiellement durables sur le bien-être d'un nouveau-né. Dans cette atmosphère intense, une simple distraction peut entraîner des erreurs. Mais comment garantir que chaque action entreprise soit la bonne ?

Tout d'abord, une culture hospitalière axée sur la sécurité est primordiale. Les équipes doivent adopter une approche proactive, anticipant les risques et mettant en place des protocoles clairs. Ces protocoles doivent être régulièrement révisés et mis à jour pour refléter les meilleures pratiques actuelles.

Ensuite, la communication joue un rôle déterminant. Une mauvaise transmission d'informations, qu'il s'agisse de l'état d'un patient, d'un dosage de médicament ou d'une procédure à suivre, peut avoir des conséquences dévastatrices. Les équipes doivent donc s'assurer que chaque information est claire, précise et confirmée par toutes les parties concernées. Les technologies modernes, comme les dossiers médicaux électroniques, peuvent être des alliés précieux dans cette quête de précision.

La formation continue est également cruciale. La médecine évolue rapidement, et ce qui était considéré comme une meilleure pratique il y a quelques années peut ne plus l'être aujourd'hui. Les professionnels de la néonatalogie doivent donc être engagés dans une démarche d'apprentissage continu, se familiarisant avec les dernières avancées et techniques pour garantir la meilleure prise en charge possible.

Enfin, il est vital de considérer l'humain derrière le professionnel. La fatigue, le stress ou le burnout peuvent influencer la performance et la prise de décision. Prendre soin des équipes médicales, leur permettre des temps de repos suffisants et leur offrir un soutien émotionnel, c'est aussi garantir la sécurité des patients.

Assurer la sécurité des plus petits parmi nous n'est pas une tâche simple. Cela nécessite dévouement, rigueur et une perpétuelle remise en question. Mais en plaçant toujours le bien-être du nouveau-né au centre des préoccupations, en cultivant une culture d'excellence et en investissant dans la formation et le bien-être des professionnels, il est possible de minimiser les erreurs et d'offrir à chaque enfant le départ le plus sûr possible dans la vie.

L'importance du signalement et de la culture de sécurité

Dans le vaste univers médical, où chaque geste peut influencer la vie d'un patient, la culture de sécurité prend une importance capitale. Cette culture ne se construit pas du jour au lendemain mais repose sur un pilier fondamental : le signalement. C'est par cette voie que les établissements de santé parviennent à identifier les risques, à apprendre de leurs erreurs et, en fin de compte, à offrir des soins plus sûrs.

L'acte de signaler, loin d'être un aveu de faiblesse, est une démarche courageuse et indispensable. Dans un monde idéal, les erreurs médicales n'existeraient pas. Cependant, la réalité est plus complexe. Les soins médicaux s'inscrivent dans une chaine d'actions et de décisions impliquant de nombreux acteurs. Les erreurs peuvent survenir à n'importe quel maillon de cette chaine. Le signalement permet de mettre en lumière ces failles, non pas pour punir, mais pour comprendre et rectifier.

Un établissement doté d'une solide culture de sécurité encouragera activement le signalement. Les équipes y voient une occasion d'apprentissage plutôt qu'une menace. Chaque incident reporté est une opportunité d'amélioration, un signal d'alarme invitant à repenser les protocoles, à renforcer la formation ou à adopter de nouveaux outils. En l'absence de ce retour d'information, les mêmes erreurs pourraient se reproduire indéfiniment, mettant en danger les patients et entamant la confiance du public dans le système de santé.

De plus, le signalement alimente une base de données précieuse, contribuant à une vision plus large des tendances, des risques émergents et des domaines nécessitant une attention particulière. Cette perspective macroscopique permet d'orienter les politiques de santé, d'allouer les ressources de manière plus efficace et d'anticiper les challenges à venir.

Mais pour que cette culture prospère, il faut créer un environnement où le personnel se sente en sécurité pour signaler, sans craindre de répercussions négatives. Cela nécessite une direction engagée, des mécanismes de signalement clairs et accessibles, ainsi que des garanties de non-rétorsion.

Finalement, la culture de sécurité, renforcée par une pratique systématique du signalement, offre une vision plus humaine de la médecine. Elle reconnaît que les professionnels de santé, aussi dévoués et compétents soient-ils, sont humains et donc sujets à l'erreur. Plutôt que de stigmatiser ces erreurs, elle cherche à en tirer des enseignements, pour que chaque patient bénéficie de soins toujours plus sûrs, efficaces et bienveillants.

Mesures préventives et protocoles en place

Au cœur de la néonatalogie, où les patients sont parmi les plus vulnérables, la mise en place de mesures préventives et de protocoles rigoureux est essentielle pour garantir leur sécurité et leur bien-être. Ces protocoles se veulent à la fois des garde-fous contre les erreurs potentielles et des guides pour une prise en charge optimale.

La formation continue : La médecine évolue constamment. Les soignants en néonatalogie doivent donc bénéficier de formations régulières pour se tenir informés des dernières avancées et des meilleures pratiques en vigueur. Des simulations, des ateliers et des conférences sont organisés pour garantir une montée en compétence constante.

Check-lists et vérifications croisées : Afin de ne pas oublier d'étapes cruciales, des listes de vérification sont utilisées, en particulier pour des procédures complexes. Ces check-lists encouragent la cohérence et limitent les erreurs d'omission.

Protocoles de désinfection : Les nouveau-nés ont un système immunitaire encore immature. Les protocoles stricts de stérilisation et de désinfection sont donc essentiels pour prévenir les infections nosocomiales.

Identification du patient : Des mesures sont prises pour s'assurer que chaque bébé est correctement identifié, avec des bracelets d'identification et des systèmes de jumelage mère-enfant, minimisant ainsi les risques d'erreurs.

Médicaments et perfusions : Les protocoles garantissent que les médicaments administrés sont non seulement les bons, mais aussi à la bonne dose. La double vérification, où deux professionnels vérifient indépendamment, est couramment utilisée.

Alimentation du nourrisson : Des directives précises sont établies concernant la préparation et l'administration du lait maternel ou des préparations pour nourrissons, avec des vérifications régulières pour éviter tout risque de contamination.

Sécurité des équipements : Les appareils tels que les couveuses, les ventilateurs ou les moniteurs cardiaques sont soumis à des vérifications et des maintenances régulières pour s'assurer de leur bon fonctionnement.

Protocole de transfert : Le transfert d'un nouveau-né, que ce soit à l'intérieur de l'hôpital ou vers un autre établissement, est entouré de nombreuses précautions pour garantir sa sécurité pendant le déplacement.

Soutien émotionnel : La prise en charge ne se limite pas à la dimension physique. Des protocoles de soutien émotionnel sont également mis en place pour les parents confrontés à la détresse de voir leur enfant en unité de néonatalogie.

Revues de morbidité et de mortalité : Ces réunions régulières permettent à l'équipe de discuter des cas complexes, des complications ou des décès survenus, dans une optique d'amélioration continue.

La néonatalogie, consciente de ses responsabilités, s'appuie sur une multitude de protocoles pour garantir le niveau le plus élevé de soins possibles. Ces mesures préventives, tout en nécessitant une vigilance constante, constituent le socle sur lequel repose la confiance des familles et la réputation d'excellence des unités de néonatalogie.

Chapitre 17 :
SIMULATION ET FORMATION PRATIQUE

L'importance de la formation par simulation en néonatologie

Dans le domaine délicat de la néonatalogie, chaque geste compte, chaque seconde peut être cruciale, et l'aptitude à agir promptement et efficacement est un prérequis essentiel. C'est là qu'intervient la formation par simulation, une modalité pédagogique qui a révolutionné la façon dont les professionnels de santé se préparent à gérer les situations complexes en néonatologie.

- **Apprentissage dans un environnement sécurisé :** La simulation offre un espace où les erreurs n'entraînent pas de conséquences réelles, ce qui permet aux apprenants de s'exercer sans risque. C'est un terrain d'entraînement où les professionnels peuvent se familiariser avec des situations rares ou critiques sans mettre en danger la vie d'un patient.
- **Reproduction de scénarios réels :** Grâce à des mannequins sophistiqués et à des environnements de simulation hautement technologiques, il est possible de reproduire fidèlement des scénarios cliniques allant de la détresse respiratoire à la réanimation néonatale. Cela offre une expérience immersive qui est difficile à égaler par d'autres méthodes d'enseignement.
- **Renforcement des compétences techniques :** La simulation permet d'affiner les compétences techniques, qu'il s'agisse de l'intubation d'un prématuré, de la pose d'une voie veineuse ou de l'utilisation correcte d'un équipement.

- **Développement des compétences non techniques :** Au-delà des compétences purement techniques, la simulation met l'accent sur des compétences tout aussi vitales comme la communication, le travail d'équipe, la prise de décision ou la gestion du stress.

- **Évaluation et feedback :** Après chaque simulation, une phase de débriefing est essentielle. Elle permet de discuter de ce qui s'est bien passé, des domaines d'amélioration et des leçons à tirer. Ce retour d'information direct est inestimable pour l'apprentissage et la consolidation des compétences.

- **Préparation à des situations rares :** Certaines complications en néonatologie sont rares, mais lorsqu'elles surviennent, elles nécessitent une action rapide et compétente. La simulation permet de se préparer à ces éventualités, même si elles ne sont jamais rencontrées dans la pratique réelle.

- **Promotion d'une culture de sécurité :** En reproduisant des scénarios qui intègrent des erreurs courantes, la simulation aide à sensibiliser les professionnels aux pièges potentiels, promouvant ainsi une culture de sécurité proactive.

- **Interdisciplinarité :** Les sessions de simulation peuvent rassembler différentes professions, allant des médecins aux infirmiers en passant par les kinésithérapeutes, favorisant ainsi une meilleure compréhension des rôles de chacun et renforçant l'esprit d'équipe.

- **Mise à jour régulière :** À mesure que la médecine évolue, les scénarios de simulation peuvent être adaptés pour refléter les changements dans les pratiques, les directives ou les recommandations.

La formation par simulation en néonatologie est bien plus qu'un simple outil pédagogique : c'est un pilier central de la formation moderne, garantissant que les professionnels sont prêts à offrir des soins de la plus haute qualité aux patients néonatals et à leurs familles. Dans une spécialité où les marges d'erreur sont minces, cette préparation est inestimable.

Scénarios courants et comment ils préparent à la réalité clinique

La simulation en néonatologie utilise des scénarios soigneusement élaborés pour imiter des situations cliniques courantes. Ces scénarios jouent un rôle vital pour préparer les professionnels de santé à la réalité du terrain. En voici quelques exemples courants et la manière dont ils forment à la réalité clinique :

- Détresse respiratoire à la naissance :
    - **Scénario :** Un nouveau-né présente des signes de détresse respiratoire immédiatement après l'accouchement.
    - **Apprentissage :** Ce scénario prépare le personnel à identifier rapidement les symptômes, à initier la ventilation au masque, voire à procéder à une intubation en cas de besoin. Il insiste sur la communication efficace entre les membres de l'équipe et l'importance de la stabilisation rapide.
- Réanimation néonatale :
    - **Scénario :** Un nouveau-né ne respire pas et n'a pas de rythme cardiaque détectable après la naissance.
    - **Apprentissage :** Cet exercice enseigne les étapes de la réanimation cardio-pulmonaire néonatale, la coordination des équipes et l'utilisation appropriée des médicaments et du matériel.

Insertion d'une voie veineuse ombilicale :

Scénario : Un prématuré nécessite une administration médicamenteuse urgente et un accès intraveineux.

Apprentissage : Les participants apprennent à insérer correctement une voie veineuse ombilicale, une compétence délicate mais essentielle en néonatologie.

Hémorragie méningée suspectée :

Scénario : Un nouveau-né présente des symptômes neurologiques et doit subir une ponction lombaire.

Apprentissage : Les soignants s'entraînent à effectuer cette procédure technique dans des conditions calmes et sécurisées, tout en gérant l'anxiété des parents.

Communication de mauvaises nouvelles :

Scénario : Les parents doivent être informés d'une anomalie ou d'une complication grave concernant leur enfant.

Apprentissage : Ce scénario, souvent joué avec des acteurs jouant le rôle des parents, permet d'acquérir des compétences en communication empathique et claire.

Transfert d'un patient critique :

Scénario : Un nouveau-né nécessite un transfert urgent vers une unité spécialisée.

Apprentissage : Le personnel apprend à stabiliser et à préparer le nourrisson pour le transport tout en communiquant efficacement avec les équipes de transport et les unités d'accueil.

Gestion d'une épidémie en unité :

Scénario : Plusieurs nouveau-nés développent une infection nosocomiale.

Apprentissage : Les soignants s'exercent à identifier la source, à mettre en place des mesures d'isolement et à communiquer avec les parents et les autres services.

Ces scénarios, parmi tant d'autres, plongent les professionnels dans des situations qu'ils rencontreront probablement dans leur carrière. En les vivant dans un environnement contrôlé, ils gagnent en confiance et en compétence, prêts à affronter la réalité clinique avec assurance et expertise.

Feedback, débriefing et amélioration continue

Le monde de la néonatologie est complexe, délicat et en constante évolution. Chaque intervention, chaque action, chaque décision peut avoir des répercussions immenses. Dans ce contexte, la culture du feedback, du débriefing et de l'amélioration continue revêt une importance capitale. C'est la voie vers l'excellence, garantissant que les bébés reçoivent les meilleurs soins possibles.

L'importance du feedback :
- **Instantanéité :** Un retour immédiat après une procédure ou une interaction peut aider à renforcer les bonnes pratiques ou à corriger rapidement une erreur. Dans le cadre de la néonatologie, où chaque seconde compte, cette rapidité est essentielle.
- **Constructivité :** Un bon feedback ne vise pas à critiquer, mais à construire. Il s'agit de partager des observations, des suggestions et des encouragements pour aider chaque membre de l'équipe à s'améliorer.

Le pouvoir du débriefing :
- **Réflexion collective :** Après une situation critique, un débriefing permet à l'équipe de se

rassembler, de discuter des événements, de comprendre ce qui s'est bien passé et d'identifier les domaines d'amélioration.

Apprentissage émotionnel : En néonatologie, les émotions peuvent être intenses. Le débriefing offre un espace pour traiter ces émotions, offrant soutien et compréhension.

Engagement envers l'amélioration continue :

Mise à jour des compétences : La médecine évolue constamment. Il est essentiel que les professionnels se tiennent au courant des dernières recherches, techniques et recommandations.

Adaptation des protocoles : À partir des retours d'expérience, des protocoles peuvent être adaptés pour garantir une meilleure sécurité et efficacité des soins.

Incorporation des technologies : Avec l'émergence de nouvelles technologies, il est crucial de s'adapter pour maximiser leur potentiel au service des patients.

Culture de sécurité :

Signalement des incidents : Plutôt que de punir les erreurs, il s'agit de les voir comme des opportunités d'apprentissage. Signalées rapidement, ces erreurs peuvent conduire à des améliorations majeures.

Transparence : Une culture où chaque membre se sent en sécurité pour partager ses préoccupations, ses doutes et ses erreurs est essentielle pour une amélioration constante.

La néonatologie est un domaine où la marge d'erreur est minime et où l'excellence est attendue. Le feedback, le débriefing et l'amélioration continue ne sont pas de simples "ajouts" à la pratique – ils sont le cœur même d'une prise en charge de qualité. Chaque membre de l'équipe, des infirmières aux pédiatres, a la responsabilité collective d'embrasser ces principes pour garantir que chaque bébé ait la meilleure chance de commencer sa vie en bonne santé.

Chapitre 18 :
LA SORTIE DE L'UNITÉ
DE NÉONATOLOGIE ET LE SUIVI

Préparation à la sortie :
évaluation et éducation des parents

Lorsque les signaux vitales d'un nouveau-né se stabilisent et que son état de santé progresse de manière positive, la perspective de le ramener à la maison se profile à l'horizon. Pourtant, cette étape, attendue avec impatience par de nombreux parents, est aussi empreinte d'appréhensions. Au cœur de cette transition, l'infirmier(ère) en néonatologie joue un rôle crucial pour garantir que la sortie de l'hôpital se déroule en toute sérénité. La préparation à cette étape est double : elle concerne à la fois l'évaluation médicale de l'enfant et l'éducation des parents.

Évaluation du nouveau-né :

Stabilité clinique : Avant tout, il est fondamental de s'assurer que le nouveau-né est suffisamment stable pour quitter l'environnement contrôlé de l'unité de néonatologie. Cela passe par la vérification régulière des signes vitaux, la capacité de maintenir la température corporelle et la prise de poids régulière.

Examens finaux : Des tests de dépistage, comme le test de Guthrie, sont effectués pour identifier d'éventuelles anomalies métaboliques ou génétiques.

Vaccinations : Selon l'âge et la durée du séjour à l'hôpital, certaines vaccinations peuvent être nécessaires avant la sortie.

Éducation des parents :

Soins de base : Bien que certains parents aient déjà des enfants, la spécificité des soins à apporter à un prématuré ou à un nouveau-né ayant nécessité un séjour en néonatologie est cruciale. Ils doivent ëtre formés aux gestes essentiels comme le bain, le changement de couche, ou encore la prise de température.

Alimentation : Les parents doivent être à l'aise avec la méthode d'alimentation choisie, que ce soit l'allaitement maternel, le biberon, ou dans certains cas, l'alimentation entérale.

Signes d'alerte : Reconnaître les signes de détresse chez leur enfant est vital. Les parents doivent savoir quand consulter et ne pas hésiter en cas de doute.

Rendez-vous médicaux : Les suivis post-hospitalisation sont essentiels, notamment les consultations chez le pédiatre, les kinésithérapeutes ou les spécialistes si besoin.

Soutien émotionnel :

Partage des émotions : Le départ de l'hôpital est un mélange d'excitation et d'inquiétude. L'infirmier(ère) est là pour rassurer, écouter et guider les parents dans cette nouvelle étape.

Ressources externes : Faire connaître aux parents les associations, groupes de soutien ou professionnels spécialisés qui peuvent les accompagner dans les semaines et mois à venir est essentiel.

La préparation à la sortie est une étape fondamentale, véritable pont entre l'environnement sécurisant de l'hôpital et le cocon familial. Avec une préparation minutieuse, un soutien bienveillant et une communication ouverte, l'infirmier(ère) en néonatologie peut garantir une transition sereine et rassurante pour les parents et leur enfant.

Le rôle de l'infirmier
dans le suivi post-néonatal

Le passage de la néonatalogie à la maison est un jalon marquant dans le parcours de santé d'un nouveau-né. Si le rôle de l'infirmier(ère) en néonatologie est prépondérant pendant le séjour hospitalier, son influence ne s'arrête pas aux portes de l'hôpital. Le suivi post-néonatal revêt une importance capitale, assurant la continuité des soins et garantissant la sécurité et le bien-être du nourrisson.

Visites à domicile :
Pour certains nouveau-nés, des visites à domicile peuvent être organisées, permettant à l'infirmier(ère) d'évaluer l'environnement dans lequel l'enfant évolue, de vérifier que les recommandations médicales sont suivies, et d'apporter un soutien aux parents.

Cliniques de suivi :
De nombreuses unités de néonatologie proposent des cliniques post-néonatales. L'infirmier(ère) y joue un rôle clé, évaluant la croissance et le développement du nouveau-né, administrant des vaccins, et s'assurant que tout va bien.

Éducation continue :
Au-delà des soins médicaux, l'infirmier(ère) est un éducateur(trice) pour les parents. Que ce soit sur la nutrition, le sommeil, ou les besoins évolutifs de l'enfant, l'infirmier(ère) dispense conseils et recommandations pour naviguer au mieux cette nouvelle étape.

Orientation vers d'autres spécialistes :
Si le nourrisson présente des besoins spécifiques, l'infirmier(ère) est souvent le premier point de contact

pour diriger les parents vers d'autres professionnels, tels que les kinésithérapeutes, orthophonistes ou nutritionnistes.

Soutien psychologique :

La transition de l'hôpital à la maison peut être émotionnellement éprouvante pour les parents. L'infirmier(ère) est là pour écouter, rassurer, et proposer des ressources adaptées si besoin.

Coordination avec le pédiatre :

L'infirmier(ère) travaille en étroite collaboration avec le pédiatre du nouveau-né, s'assurant que le suivi médical est cohérent et répond aux besoins spécifiques de l'enfant.

Participation à la recherche :

De nombreux infirmiers(ères) en néonatologie participent à des études longitudinales, suivant les nouveau-nés qu'ils ont pris en charge pour comprendre l'évolution de leur santé et contribuer à l'avancement des connaissances.

Le suivi post-néonatal par l'infirmier(ère) est essentiel pour garantir une prise en charge holistique du nouveau-né. Par sa présence, son expertise, et son dévouement, l'infirmier(ère) apporte une sécurité inestimable aux parents et joue un rôle déterminant dans la santé et le développement de l'enfant.

La transition vers les soins pédiatriques

Le monde de la néonatalogie est unique et spécialisé. Mais, telle une métaphore où le bourgeon se transforme en fleur, il vient un moment où le nouveau-né quitte ce cocon protecteur pour être intégré dans le continuum des soins pédiatriques. Cette transition est essentielle pour garantir une continuité des soins et pour soutenir les familles dans cette nouvelle phase de la vie de leur enfant.

Évaluation initiale :

Une fois que le bébé est prêt à quitter l'unité de néonatologie, une évaluation globale est effectuée pour s'assurer de son état de santé et déterminer les besoins potentiels en matière de soins pédiatriques.

Préparation des parents :

La perspective de quitter le monde rassurant de la néonatalogie peut être angoissante pour de nombreux parents. Les équipes médicales mettent l'accent sur l'éducation, préparant les parents à ce qui les attend, des rendez-vous réguliers chez le pédiatre aux vaccinations, en passant par le développement et la croissance de l'enfant.

Planification du transfert :

En collaboration avec les pédiatres, un plan de soins est élaboré, garantissant que toutes les informations pertinentes soient partagées et que les prochains rendez-vous et suivis nécessaires soient programmés.

Suivi étroit initial :

Dans les premières semaines suivant la sortie de la néonatalogie, les bébés sont souvent suivis de près par le pédiatre pour s'assurer que leur transition se déroule bien, qu'ils continuent de grandir et de se développer correctement.

Intégration des spécialistes :

Pour certains enfants ayant des besoins spécifiques, d'autres spécialistes pourraient être intégrés dans leur suivi, comme des cardiologues, neurologues, ou orthophonistes.

Soutien émotionnel :

Tandis que les parents s'adaptent à cette nouvelle phase, il est crucial de leur offrir un soutien émotionnel. Des groupes de soutien, des consultations avec des psychologues, ou d'autres ressources peuvent être proposés pour les aider dans cette transition.

Éducation continue :

La croissance et le développement d'un enfant ne s'arrêtent pas après la néonatologie. Les parents continuent de recevoir des informations sur la nutrition, le sommeil, les jalons du développement et bien d'autres sujets pertinents à mesure que leur enfant grandit.

La transition vers les soins pédiatriques est une étape fondamentale dans le parcours médical de chaque enfant. Avec le soutien adéquat, une communication ouverte et une planification minutieuse, cette transition peut être rendue aussi douce et fluide que possible pour l'enfant et sa famille.

Chapitre 19 :
NEURODÉVELOPPEMENT EN NÉONATOLOGIE

Fondements du neurodéveloppement du prématuré

La naissance prématurée pose un défi particulier en ce qui concerne le développement neurologique. Le cerveau du prématuré est à la fois vulnérable et plastique, ce qui signifie qu'il est susceptible d'être influencé, en bien ou en mal, par son environnement. Pour comprendre les subtilités du neurodéveloppement du prématuré, plongeons dans ce fascinant voyage de croissance et d'adaptation.

Stade embryonnaire : la base de tout
Avant la naissance, le cerveau fœtal est déjà actif, structurant les fondements de ce qui deviendra le réseau neurologique de l'enfant. Les neurones se forment, migrent et établissent les premières connexions. Cette période est cruciale et la naissance prématurée interrompt ce processus, le déplaçant de l'utérus au monde extérieur.
Vulnérabilité du cerveau prématuré :
À cause de sa maturation incomplète, le cerveau du prématuré est particulièrement vulnérable aux agressions, qu'elles soient physiques comme une lésion, ou chimiques comme un déséquilibre en oxygène. Ces défis peuvent avoir des conséquences sur le développement cognitif, moteur et sensoriel.

- Plasticité cérébrale : une épée à double tranchant

  La plasticité fait référence à la capacité du cerveau à se remodeler en réponse à son environnement. C'est une capacité étonnante, surtout chez les prématurés. Elle peut permettre une récupération remarquable après une lésion, mais elle signifie aussi que les expériences négatives peuvent avoir des conséquences durables.

- Interventions ciblées :

  Les soins en néonatalogie cherchent à minimiser les stress et à favoriser un environnement propice au développement cérébral. Cela peut passer par des méthodes comme le peau à peau, la stimulation sensorielle contrôlée ou l'utilisation de la musique.

- Suivi longitudinal :

  Pour les prématurés, le suivi de leur développement neurologique ne s'arrête pas à la sortie de l'hôpital. Des évaluations régulières permettent de déceler d'éventuels retards ou déficits et d'intervenir rapidement.

- Rôle des parents et des soignants :

  Leur rôle est essentiel pour soutenir le développement neurologique optimal du prématuré. La compréhension, la patience et l'engagement dans des interventions adaptées peuvent faire toute la différence.

- Recherche et espoir :

  La recherche sur le neurodéveloppement des prématurés progresse à grands pas, offrant de l'espoir pour de meilleures interventions et des résultats encore plus positifs à l'avenir.

Le neurodéveloppement du prématuré est un voyage complexe, semé d'embûches mais aussi de résilience et de potentiel. Avec les avancées médicales, la compréhension approfondie des professionnels de santé et le soutien inestimable des familles, ces petits guerriers ont toutes les chances de s'épanouir pleinement.

Impact des soins et de l'environnement sur le cerveau en développement

Le développement du cerveau d'un nouveau-né est un processus complexe et dynamique, en particulier pour les bébés nés prématurément. Chaque expérience, chaque stimulus, chaque carence peut laisser une empreinte sur ce cerveau en pleine maturation. Comprendre l'impact des soins et de l'environnement est primordial pour optimiser le développement neurologique du nourrisson.

L'environnement sensoriel :

Les unités de néonatalogie, malgré leur rôle vital, peuvent être des endroits bruyants et lumineux. Le cerveau du nouveau-né, en particulier celui du prématuré, est sensible à cette surcharge sensorielle. Un environnement calme, des lumières tamisées et une exposition limitée aux bruits forts peuvent favoriser un développement cérébral sain.

Les expériences positives :

Des interventions telles que le contact peau à peau, la voix apaisante des parents et le toucher doux contribuent à renforcer les connexions neuronales. Ces stimulations positives peuvent même atténuer les effets des expériences stressantes.

Stress et douleur :

Les procédures médicales, même si elles sont nécessaires, peuvent causer du stress ou de la douleur au nouveau-né. Des expositions répétées au stress peuvent impacter la manière dont le cerveau gère le stress à long terme.

Nutrition :

Le cerveau a besoin d'une alimentation adéquate pour se développer correctement. Un apport optimal en nutriments, en particulier en acides gras oméga-3, est essentiel pour la myélinisation des neurones et la formation des synapses.

L'interaction sociale :

Les premières interactions du bébé avec ses soignants et ses parents jouent un rôle déterminant dans le développement de ses compétences sociales et émotionnelles. Un soutien émotionnel constant, des réponses adaptées à ses besoins et une stimulation interactive sont cruciaux.

Enrichissement de l'environnement :

Un environnement riche en stimulations adaptées peut accélérer le développement cérébral. Cela inclut des jouets appropriés, la musique, et même la lecture à haute voix.

Sécurité et attachement :

Le sentiment de sécurité, renforcé par un attachement solide avec les figures parentales, a un impact positif profond sur le développement cérébral. Il favorise la croissance émotionnelle, cognitive et sociale.

L'impact des médicaments :

Certains médicaments administrés en néonatalogie peuvent avoir des effets sur le cerveau en développement. Il est donc essentiel de surveiller étroitement les nouveau-nés sous médication.

Importance du sommeil :

Le sommeil joue un rôle fondamental dans la consolidation de la mémoire et la maturation cérébrale. Assurer des cycles de sommeil réguliers et non perturbés est donc primordial.

Les premiers jours, semaines et mois de la vie d'un bébé sont critiques pour son développement neurologique. Chaque intervention, chaque choix d'environnement, chaque interaction joue un rôle dans la façonnage de son avenir neurologique. En comprenant et en respectant ces nuances, les soignants et les parents peuvent offrir la meilleure fondation possible pour la croissance et l'épanouissement de ces jeunes vies.

Stratégies pour soutenir un développement neural optimal

Le cerveau d'un nouveau-né est une merveille en perpétuelle évolution, comparable à une toile vierge qui se colorie progressivement à chaque nouvelle expérience. Alors que les fondations du cerveau sont en grande partie déterminées par la génétique, c'est l'environnement, les soins et les interactions précoces qui le façonnent réellement. Afin d'optimiser le développement neural, diverses stratégies peuvent être adoptées:

Stimulation sensorielle adaptée :
Exposer le nouveau-né à des stimuli variés mais pas surchargeants, comme des textures douces, des musiques apaisantes ou des odeurs maternelles, peut renforcer les connexions neuronales.
Contact peau à peau :
Cette pratique, aussi connue sous le nom de "méthode kangourou", stimule non seulement la production d'ocytocine, l'hormone de l'attachement, mais favorise également le développement cognitif et émotionnel.

Interaction vocale :

Parler, chanter ou simplement murmurer au bébé stimule son développement auditif et renforce les liens affectifs.

Nutrition optimale :

Un apport nutritionnel adapté, riche en acides gras essentiels, protéines et micronutriments, est crucial pour le développement cérébral.

Environnement stable :

Un environnement prévisible et rassurant, où le bébé ressent sécurité et confort, est propice à un développement neural serein.

Stimulation visuelle :

Des objets mobiles, des contrastes et des couleurs peuvent aider à développer la vision du bébé, bien que l'on doive éviter une stimulation excessive.

Limitation du stress :

Un environnement paisible, des routines rassurantes et des interventions médicales douces peuvent aider à réduire les niveaux de cortisol, l'hormone du stress, chez le nouveau-né.

Jeux et exploration :

À mesure que le bébé grandit, lui offrir des jouets appropriés à son âge et l'encourager à explorer son environnement contribuent à la plasticité cérébrale.

Lecture :

Même si le bébé ne comprend pas les mots, écouter des histoires et regarder des images stimule son imagination et sa curiosité.

Lien affectif :

Des interactions chaleureuses, pleines d'amour et d'attention, renforcent non seulement le lien parent-enfant, mais stimulent aussi le développement émotionnel et social du bébé.

Exercices physiques adaptés :

Des activités comme bouger les bras et les jambes du bébé, ou des sessions de "gymnastique pour bébé", peuvent renforcer la coordination et le développement moteur.

- Stimulation cognitive :

- Jouer à des jeux simples, résoudre de petits problèmes et interagir avec l'environnement aide à stimuler la pensée et la mémoire.

En combinant des soins tendres avec une stimulation adaptée, nous pouvons aider à sculpter le paysage neural du bébé, jetant les bases d'un avenir cognitif, émotionnel et social épanouissant.

Chapitre 20 :
SOINS PALLIATIFS EN NÉONATOLOGIE

Quand et pourquoi ils sont nécessaires

Les soins palliatifs en néonatologie concernent la prise en charge globale des nouveau-nés présentant des maladies limitantes de la vie ou des conditions incompatibles avec une vie prolongée. Il ne s'agit pas seulement de soins en fin de vie, mais d'une approche qui vise à améliorer la qualité de vie du nouveau-né et de sa famille.

- Quand ils sont nécessaires :
    - **Anomalies congénitales graves :** Certains bébés naissent avec des anomalies qui ne peuvent pas être corrigées chirurgicalement ou qui entraîneraient une grande souffrance ou une faible qualité de vie.
    - **Affections neurologiques sévères :** Des lésions cérébrales graves, des anomalies chromosomiques ou des maladies métaboliques peuvent limiter la durée et la qualité de vie du nouveau-né.
    - **Dysfonctionnement d'organe multi-systémique :** Par exemple, une insuffisance cardiaque, rénale ou respiratoire grave qui ne répond pas au traitement.
    - **Issue inévitable :** Dans les cas où le décès est imminent, quelles que soient les interventions.
- Pourquoi ils sont nécessaires :
    - **Soulagement de la douleur et du confort :** Les soins palliatifs assurent que le nouveau-né reçoit les médicaments et les soins nécessaires pour être aussi confortable que possible, minimisant la douleur et la détresse.

Soutien émotionnel et psychologique : Ils offrent un soutien aux parents et aux familles, aidant à naviguer dans les émotions complexes et le deuil.

Décisions éclairées : Ils fournissent aux parents des informations complètes et compréhensibles pour prendre des décisions éclairées concernant les soins de leur enfant.

Respect des souhaits de la famille : Les soins palliatifs tiennent compte des valeurs, des croyances et des souhaits de la famille concernant les soins de leur enfant.

Continuité des soins : Ils offrent une continuité des soins, garantissant que les besoins du nouveau-né et de sa famille sont satisfaits à chaque étape, du diagnostic à l'issue, y compris le soutien post-mortem pour la famille.

Approche multidisciplinaire : Ils impliquent une équipe composée de pédiatres, d'infirmières, de travailleurs sociaux, de psychologues, de thérapeutes spirituels et d'autres spécialistes pour offrir des soins holistiques.

La néonatologie, malgré ses avancées, est confrontée à des moments où la guérison ou la survie prolongée n'est pas possible. Dans ces moments, les soins palliatifs en néonatologie offrent une lueur d'humanité, garantissant que chaque nouveau-né est traité avec dignité, amour et respect, et que chaque famille est soutenue dans son voyage.

Comment approcher les soins de fin de vie avec compassion

Aborder les soins de fin de vie nécessite une délicatesse, une empathie et une compréhension profondes. Pour les professionnels de santé, c'est non seulement un défi clinique mais également émotionnel, où l'approche humaine prime. Voici comment cela peut être réalisé avec compassion :

Écoute active : Être vraiment présent et écouter activement le patient et sa famille permet de comprendre leurs peurs, leurs besoins et leurs désirs. Cela offre un espace pour qu'ils expriment leurs sentiments sans jugement.

Communication ouverte : Il est essentiel de communiquer clairement, honnêtement et avec sensibilité. Les informations doivent être fournies de manière compréhensible, tout en étant respectueuses des sentiments et des croyances du patient et de la famille.

Présence et disponibilité : Parfois, la simple présence d'une personne bienveillante peut offrir un grand réconfort. Assurer au patient et à sa famille que vous êtes disponible pour répondre à leurs besoins ou pour simplement être là avec eux est précieux.

Soutien émotionnel : Reconnaître et valider les émotions du patient et de sa famille. Offrir un soutien psychologique ou une thérapie de soutien peut être bénéfique.

Respect des souhaits du patient : Chaque individu a ses propres désirs et croyances concernant la fin de vie. Il est impératif de respecter ces choix, qu'il s'agisse d'aspects médicaux, spirituels ou culturels.

Attention aux détails : Des petites choses, comme créer une atmosphère paisible dans la chambre ou jouer la musique préférée du patient, peuvent faire une grande différence.

Soutien spirituel : Pour ceux pour qui la foi est importante, fournir un soutien spirituel ou faciliter l'accès à des services religieux peut être source de réconfort.

Continuité des soins : Assurer une transition fluide entre les soins hospitaliers et les soins à domicile, ou entre différents prestataires, pour que le patient se sente toujours pris en charge et compris.

Soutien à la famille : La famille vit aussi ce moment difficile. Offrir du soutien, de l'éducation et des ressources peut les aider à traverser cette période avec force et résilience.

Prise en charge de la douleur : Veiller à ce que le patient soit aussi confortable que possible en gérant adéquatement la douleur et d'autres symptômes inconfortables.

Réflexion personnelle : En tant que professionnel de santé, prendre le temps de réfléchir sur vos propres sentiments et croyances autour de la fin de vie peut vous aider à être plus présent et compassionnel.

Approcher les soins de fin de vie avec compassion signifie voir au-delà de la maladie et reconnaître la valeur et la dignité intrinsèques de chaque individu. C'est dans ces moments poignants que le cœur du métier médical est révélé, où la science rencontre l'humanité.

Soutien aux familles pendant ces moments délicats

Dans le monde tumultueux de la néonatalogie, alors que les équipes médicales se concentrent sur les soins vitaux des nourrissons, il est tout aussi crucial de se souvenir des familles qui naviguent dans ces eaux inconnues. Pour beaucoup, ces moments marquent un mélange complexe de joie, d'anxiété, d'espoir et d'incertitude. Soutenir ces familles pendant ces périodes délicates n'est pas simplement une gentille attention, c'est un élément essentiel du processus de guérison et de bien-être.

Au cœur de ce soutien se trouve la reconnaissance que chaque famille est unique. Certaines cherchent à comprendre chaque détail médical, tandis que d'autres se noient sous le poids de l'information. Certaines trouvent du réconfort dans la solitude, d'autres dans la compagnie. L'écoute devient ainsi l'outil le plus précieux. En écoutant activement, l'équipe médicale peut identifier les besoins spécifiques de chaque famille et adapter le soutien en conséquence.

Mais écouter ne suffit pas. Les familles ont besoin d'être rassurées que leur enfant reçoit les meilleurs soins possibles. Elles doivent sentir qu'elles font partie intégrante de l'équipe de soins. Cela implique de les tenir informées, de les impliquer dans les décisions médicales lorsque c'est possible, et de respecter leurs choix et leurs croyances.

Les ressources éducatives jouent également un rôle clé. En fournissant des informations claires et compréhensibles sur les conditions médicales, les traitements et les procédures, les familles se sentent plus en contrôle et mieux équipées pour soutenir leur enfant.

Cependant, le soutien émotionnel reste primordial. Les familles ont besoin d'espaces où elles peuvent exprimer leurs peurs, pleurer leurs pertes, célébrer les petites victoires et trouver de l'espoir dans les moments les plus sombres. Cela peut être facilité par des équipes de soutien psychologique, des groupes de soutien entre pairs ou simplement un membre de l'équipe médicale prêt à s'asseoir et à partager un moment.

Le soutien aux familles pendant ces moments délicats est un acte d'humanité qui reconnaît la complexité et la profondeur de l'expérience humaine. C'est une tape rassurante sur l'épaule, un regard compatissant, une oreille attentive, et par-dessus tout, un cœur ouvert à la vulnérabilité de l'autre. Dans le ballet de la néonatalogie, c'est ce soutien qui fournit la musique silencieuse mais puissante sur laquelle danse l'espoir.

Chapitre 21 :
ENVIRONNEMENT ET AMÉNAGEMENT
DE L'UNITÉ DE NÉONATALOGIE

L'importance d'un environnement adapté : lumière, son, température

La néonatalogie est bien plus qu'une simple science médicale ; c'est un art délicat d'équilibre entre la technologie de pointe et l'instinct humain primordial. Au centre de cet art se trouve la création d'un environnement optimal pour le nouveau-né, particulièrement pour ceux qui sont prématurés ou nécessitent des soins intensifs. L'environnement, influencé par des facteurs tels que la lumière, le son et la température, joue un rôle essentiel dans le développement et le bien-être du nourrisson.

Prenons, par exemple, la **lumière**. Dans le ventre maternel, un fœtus est protégé de la lumière directe et vive. En néonatalogie, un éclairage doux et tamisé imite cet environnement, minimisant la stimulation excessive et favorisant des cycles de sommeil réguliers, essentiels pour le développement cérébral et physique. De plus, des études ont montré que des périodes d'obscurité peuvent aider à réguler le rythme circadien des prématurés, favorisant ainsi un sommeil sain et une meilleure prise de poids.

Le **son** est tout aussi crucial. Les unités de néonatologie peuvent être bruyantes, avec des alarmes constantes, des conversations et le bruit des machines. Un environnement trop bruyant peut augmenter le stress chez les nouveau-nés, affectant leur fréquence cardiaque, leur respiration et leur niveau d'oxygénation. Pour minimiser ces effets, les unités sont souvent conçues pour amortir le bruit, et le personnel est formé pour parler doucement. Des sons apaisants, comme le rythme cardiaque de la mère ou une douce berceuse, peuvent même être utilisés pour calmer un bébé agité.

Enfin, la **température** est d'une importance capitale. Les nouveau-nés, en particulier les prématurés, n'ont pas encore développé la capacité de réguler efficacement leur température corporelle. Une température ambiante contrôlée, combinée à l'utilisation de couvertures chauffantes ou de couveuses, aide à maintenir une température corporelle stable, essentielle pour la croissance et le métabolisme.

Chacun de ces éléments, pris individuellement, peut sembler minime, mais ensemble, ils forment un tout harmonieux, un cocon de soins qui soutient chaque instant de la vie fragile d'un nouveau-né. Dans cet environnement soigneusement orchestré, chaque détail compte, reflétant la délicatesse et la profondeur de l'engagement de l'équipe médicale à offrir les meilleurs soins possibles. En fin de compte, c'est cette attention méticuleuse à l'environnement qui fait souvent la différence entre survivre et prospérer pour ces petits êtres.

Design et aménagement : de l'unité traditionnelle aux unités familiales centrées

Le monde de la néonatalogie, autrefois dominé par les visions stériles des couveuses en rangs et des moniteurs clignotants, a connu une transformation radicale ces dernières décennies. Cette évolution, motivée par une meilleure compréhension des besoins émotionnels et physiologiques des nouveau-nés et de leurs familles, a redéfini le concept même du design et de l'aménagement des unités de soins néonatals.

Traditionnellement, les unités de néonatologie étaient des espaces cliniques, fonctionnels et optimisés pour le personnel soignant. Les couveuses étaient souvent regroupées dans une grande salle, permettant aux soignants de surveiller de nombreux bébés à la fois. Si cette configuration était certainement efficace d'un point de vue opérationnel, elle négligeait souvent l'aspect humain des soins. Les parents se retrouvaient à l'écart, ne pouvant interagir avec leur enfant que pendant de courtes périodes et souvent séparés par une vitre.

La prise de conscience des avantages des **unités familiales centrées** a conduit à une refonte du design des unités de néonatologie. Ces espaces sont conçus pour mettre les familles au cœur des soins, reconnaissant leur rôle essentiel en tant que partenaires de soins pour leurs enfants. Dans ces unités, les parents ont leur propre espace, souvent équipé d'un canapé ou d'un lit, leur permettant de rester auprès de leur bébé jour et nuit. Cette présence parentale constante a été associée à de meilleurs résultats pour les nouveau-nés, notamment une sortie d'hôpital plus précoce, une meilleure prise de poids et une plus grande stabilité émotionnelle.

Mais la transition vers des unités familiales centrées ne se limite pas à l'ajout d'un espace pour les parents. C'est une transformation qui tient compte de la lumière naturelle, des couleurs apaisantes, des matériaux naturels et de la réduction du bruit. Le tout crée un environnement qui non seulement soutient le bien-être du bébé, mais aussi celui de toute la famille.

Ce passage d'un design purement clinique à un espace centré sur la famille n'est pas seulement une question d'esthétique ou de confort. Il s'agit de reconnaître l'importance des liens affectifs dans le processus de guérison, d'accepter que les parents ne sont pas de simples visiteurs mais des acteurs essentiels du parcours de soins de leur enfant, et d'adapter l'environnement en conséquence.

Ces changements dans le design et l'aménagement des unités de néonatologie représentent une évolution vers une approche des soins plus holistique, où le bien-être émotionnel et physique des patients et de leurs familles est au cœur de chaque décision.

Impact sur le bien-être des nouveau-nés, des familles et du personnel

L'aménagement et la structure d'une unité de néonatalogie ne sont pas simplement une question d'esthétique ou de fonctionnalité; ils ont des répercussions profondes sur le bien-être de toutes les personnes impliquées. Les nouveau-nés, les familles et même le personnel médical tirent tous parti des bienfaits d'une unité bien pensée.

Pour les nouveau-nés : Un environnement optimisé, centré sur le bien-être de l'enfant, favorise un développement sain. Les unités qui tiennent compte de la lumière naturelle, qui minimisent les niveaux de bruit et qui offrent des espaces propices à la peau à peau entre le parent et l'enfant contribuent à une croissance et un développement plus stables du nouveau-né. De plus, un environnement serein et moins stressant peut influencer positivement les rythmes circadiens du bébé, sa prise de poids et même sa capacité à combattre les infections.

Pour les familles : Être parent d'un enfant en unité néonatale peut être une expérience traumatisante et stressante. Les unités centrées sur la famille reconnaissent et valorisent le rôle du parent comme partenaire de soin. Elles offrent un espace où les parents peuvent se reposer, se ressourcer et passer du temps de qualité avec leur bébé. Cela non seulement renforce le lien entre le parent et l'enfant, mais donne également aux parents un sentiment d'implication et de contrôle, réduisant leur stress et leur anxiété.

Pour le personnel : Les infirmiers, médecins et autres membres du personnel profitent également d'un environnement bien conçu. Un espace de travail ergonomique permet une meilleure efficacité, réduisant la fatigue et minimisant les erreurs. Les espaces dédiés à la détente et à la récupération peuvent aider à gérer le stress inhérent à ce type de travail. De plus, en travaillant dans une unité qui valorise la collaboration entre les soignants et les familles, le personnel se sent souvent plus satisfait et valorisé dans son rôle, ce qui peut se traduire par une meilleure rétention du personnel et une meilleure qualité de soins.

La prise en compte du bien-être sous tous ses aspects, tant pour les patients que pour leurs familles et le personnel médical, est un investissement qui porte ses fruits. L'impact se mesure non seulement en termes de résultats médicaux améliorés, mais aussi en termes de satisfaction, de relations renforcées et d'une meilleure expérience globale pour tous.

Chapitre 22 :
GESTION DES INFECTIONS EN UNITÉ NÉONATALE

Prévention, détection et traitement des infections courantes

Dans le contexte délicat de la néonatalogie, la prévention des infections revêt une importance capitale. Les nouveau-nés, notamment les prématurés, possèdent un système immunitaire encore immature, ce qui les rend particulièrement vulnérables aux infections. La prise en charge de ces infections nécessite une approche intégrée impliquant la prévention, la détection précoce et le traitement approprié.

1. Prévention :

Mesures d'hygiène : La première ligne de défense contre les infections est une hygiène irréprochable. Cela comprend le lavage fréquent et méticuleux des mains, le port de gants stériles, de blouses et de masques lors des manipulations des nouveau-nés.

Isolement : Les bébés suspectés ou confirmés comme porteurs d'une infection doivent être isolés pour éviter la propagation.

Prophylaxie antibiotique : Dans certains cas, on peut administrer des antibiotiques à titre préventif, notamment chez les bébés à haut risque.

Vaccinations : Certains vaccins peuvent être administrés dès la naissance, comme le vaccin contre l'hépatite B.

2. Détection :

Surveillance continue : Un monitoring régulier des signes vitaux peut donner des indices sur une infection éventuelle.

- **Signes cliniques :** L'irritabilité, la léthargie, une température corporelle instable, des difficultés respiratoires ou alimentaires peuvent être des indicateurs d'infection.
- **Tests de laboratoire :** Les prélèvements sanguins, urinaires ou cérébrospinaux permettent de détecter la présence de bactéries ou d'autres agents pathogènes.

3. Traitement :

- **Antibiothérapie :** Une fois l'infection confirmée, un traitement antibiotique ciblé est instauré. Il est essentiel de choisir l'antibiotique approprié en fonction de l'agent infectieux identifié.
- **Soutien des fonctions vitales :** Dans les cas graves, une assistance respiratoire ou cardiovasculaire peut être nécessaire.
- **Nutrition :** Assurer une alimentation adéquate est fondamental pour soutenir la croissance du bébé et aider à combattre l'infection.
- **Education des parents :** Les parents doivent être informés des signes d'infection et des mesures à prendre à domicile, notamment en ce qui concerne l'hygiène et la gestion des médicaments.

La néonatalogie requiert une vigilance de tous les instants. Une collaboration étroite entre le personnel soignant et les familles est essentielle pour prévenir, détecter et traiter efficacement les infections, garantissant ainsi les meilleures chances de rétablissement pour ces êtres fragiles.

Protocoles d'hygiène

La néonatalogie, se consacrant à une population hautement vulnérable, nécessite une approche pointue en matière d'hygiène. Les protocoles d'hygiène sont rigoureux et essentiels pour prévenir les infections nosocomiales, ces dernières pouvant avoir des conséquences graves voire fatales pour les nouveau-nés.

1. Hygiène des mains :

Fréquence : Les mains doivent être lavées avant et après chaque interaction avec un nouveau-né, après avoir touché des surfaces potentiellement contaminées, et avant de réaliser des actes stériles.

Technique : Le lavage des mains doit durer au moins 30 secondes avec un savon doux et une technique adéquate pour couvrir toutes les surfaces. L'utilisation de solutions hydroalcooliques peut être recommandée en l'absence de souillures visibles.

2. Équipements de protection individuelle (EPI) :

Gants stériles : Portés pour tout acte invasif ou si contact avec des sécrétions.

Blouses, masques et lunettes de protection : Utilisés en fonction du risque de projections de sécrétions corporelles ou lors de procédures spécifiques.

3. Hygiène de l'environnement :

Nettoyage régulier : Les surfaces, le sol, les appareils et le matériel utilisé doivent être nettoyés et désinfectés régulièrement avec des produits adaptés.

Gestion des déchets : Les déchets biomédicaux doivent être éliminés de manière sécurisée, selon des protocoles stricts.

4. Hygiène du matériel médical :

Stérilisation : Tout matériel entrant en contact direct avec le nouveau-né (sondes, cathéters) doit être stérile.

Usage unique : Les dispositifs à usage unique doivent être jetés après une seule utilisation pour éviter la contamination croisée.

5. Isolement :

Cas d'infections : Les bébés ayant une infection confirmée ou suspectée doivent être placés en isolement pour éviter la propagation à d'autres patients.

6. Formation et sensibilisation :

Personnel soignant : Doit être régulièrement formé et mis à jour sur les protocoles d'hygiène.

Familles : Elles doivent être sensibilisées à l'importance des mesures d'hygiène, en particulier le lavage des mains, lorsqu'elles sont en contact avec leur enfant.

7. Surveillance et retour d'expérience :

Veille épidémiologique : Permet de détecter rapidement d'éventuelles épidémies ou augmentations des infections et d'adapter les protocoles en conséquence.

Feedback : Encourager le personnel à signaler toute lacune ou problème observé dans l'application des protocoles pour une amélioration continue.

Respecter rigoureusement ces protocoles d'hygiène en néonatalogie est vital pour assurer la sécurité des bébés pris en charge. Chaque acteur, du médecin à la famille, a un rôle à jouer dans cette chaîne de prévention.

Vaccination et prophylaxie en néonatalogie

La néonatalogie est un domaine délicat où l'on s'occupe de nouveau-nés, dont beaucoup sont prématurés et ont un système immunitaire encore immature. Cela les rend particulièrement vulnérables aux infections. Heureusement, la science médicale a développé des moyens de protéger ces petits patients à travers la vaccination et la prophylaxie.

1. La vaccination en néonatalogie :

   Importance : Même à cet âge tendre, certaines vaccinations sont essentielles pour protéger les nouveau-nés contre des maladies potentiellement mortelles.

   Vaccin BCG : Administré dans certaines régions du monde pour protéger contre la tuberculose.

   Vaccin contre l'hépatite B : La première dose est souvent administrée peu de temps après la naissance, surtout si la mère est porteuse du virus de l'hépatite B.

   Vaccination passive : Dans certains cas, on administre aux nouveau-nés des immunoglobulines, qui sont des anticorps préfabriqués, pour offrir une protection temporaire contre certaines maladies.

2. Prophylaxie en néonatalogie :

   Prophylaxie antibiotique : Chez certains nouveau-nés à haut risque, des antibiotiques peuvent être administrés dès la naissance en prévention d'une infection bactérienne possible.

   Prophylaxie antivirale : Pour les nouveau-nés exposés à des virus comme le VIH, des médicaments antiviraux peuvent être administrés à titre prophylactique.

   Prophylaxie de la maladie hémolytique du nouveau-né : Les mères Rh-négatif qui accouchent d'un bébé Rh-positif peuvent recevoir une injection d'immunoglobulines anti-D pour prévenir cette condition lors de grossesses ultérieures.

   Prophylaxie de la rétinopathie du prématuré : Dans certains cas, une thérapie à l'oxygène rigoureusement contrôlée est utilisée pour prévenir cette maladie oculaire chez les prématurés.

3. Considerations spécifiques :

   Consentement : Les parents doivent être informés de tous les avantages, risques et alternatives avant d'administrer un vaccin ou un traitement prophylactique.

Surveillance : Après la vaccination ou la prophylaxie, il est essentiel de surveiller les nouveau-nés pour d'éventuels effets secondaires ou réactions.

Planification : Un calendrier de vaccination adapté doit être établi pour garantir que le nouveau-né reçoive toutes les doses nécessaires de chaque vaccin.

La vaccination et la prophylaxie jouent un rôle crucial en néonatalogie, offrant une ligne de défense contre des maladies qui pourraient autrement avoir des conséquences dévastatrices pour ces jeunes patients. La clé est une mise en œuvre soignée, une communication transparente avec les parents et une surveillance attentive pour garantir la sécurité et le bien-être du nouveau-né.

Chapitre 23 :
LES PARCOURS ATYPIQUES : GÉMEAUX, MALFORMATIONS, ETC.

Gérer les situations complexes et rares

La néonatalogie, bien qu'elle se concentre sur les soins aux nouveau-nés, englobe un large éventail de conditions médicales, des plus courantes aux plus rares. Ces situations complexes demandent non seulement une expertise médicale pointue, mais aussi une finesse dans la communication et une compréhension empathique des familles touchées.

1. Reconnaissance et diagnostic :
   - **Surveillance attentive :** Face à des symptômes atypiques, une surveillance constante du nouveau-né est primordiale pour détecter les signes précoces d'une condition rare.
   - **Diagnostic différentiel :** Utiliser une approche méthodique pour éliminer les causes courantes et diriger les investigations vers des conditions plus rares.
   - **Technologies de pointe :** L'utilisation de diagnostics génétiques et moléculaires peut aider à identifier des conditions rares.
2. Intervention et prise en charge :
   - **Plan de traitement individualisé :** Chaque condition rare peut nécessiter une approche unique, combinant des thérapies standards avec des traitements expérimentaux ou novateurs.
   - **Consultation spécialisée :** Faire appel à des experts dans des domaines spécifiques, parfois même à l'échelle internationale, peut être nécessaire pour des conseils ou des recommandations de traitement.

- **Adaptabilité :** Les protocoles établis peuvent ne pas exister pour certaines conditions rares, nécessitant une flexibilité et une créativité dans la prise en charge.

3. Soutien émotionnel et psychologique :

- **Communication avec les familles :** Expliquer avec empathie la nature complexe de la condition, les incertitudes possibles, et fournir des informations claires et honnêtes.
- **Soutien psychologique :** Proposer aux parents des rencontres avec des psychologues ou des travailleurs sociaux pour les aider à gérer le stress et les émotions.
- **Réseaux de soutien :** Diriger les familles vers des associations ou des groupes de soutien spécialisés dans les conditions rares pour partager des expériences et obtenir des conseils.

4. Collaboration interprofessionnelle :

- **Équipe multidisciplinaire :** La prise en charge des conditions rares peut nécessiter l'expertise de nombreux spécialistes, de la génétique à la chirurgie.
- **Recherche et formation :** La collaboration avec des centres de recherche et des institutions académiques peut apporter des éclairages précieux et contribuer à la formation continue de l'équipe soignante.

5. Anticipation et planification :

- **Plan à long terme :** Prévoir les besoins futurs du nouveau-né à mesure qu'il grandit, notamment en termes de suivi médical, de développement et de soutien éducatif.
- **Transition vers des soins pédiatriques spécialisés :** Assurer une transition en douceur du service de néonatalogie vers d'autres spécialités qui prendront en charge l'enfant à mesure qu'il grandit.

Les situations complexes et rares en néonatalogie mettent à l'épreuve les compétences et la résilience de l'équipe médicale. Elles exigent une combinaison de connaissances, de compétences cliniques, de compassion et de collaboration pour offrir les meilleurs soins possibles aux nouveau-nés et soutenir leurs familles à travers des défis inattendus.

Coordination des soins pour des situations multiples

En néonatalogie, il n'est pas rare de rencontrer des nouveau-nés présentant plusieurs complications simultanées, qui nécessitent une prise en charge multidisciplinaire. Assurer une coordination efficace des soins dans ces situations est essentiel pour optimiser le bien-être du nouveau-né et soutenir sa famille.

1. Évaluation initiale :
Dès la naissance, une évaluation approfondie du nouveau-né est réalisée. Cette évaluation doit être globale et permettre d'identifier les diverses affections ou anomalies qui peuvent affecter le bébé. Les tests et examens, des plus simples aux plus sophistiqués, sont utilisés pour établir un diagnostic précis.

2. Établissement d'un plan de soins :
Une fois que toutes les affections ont été identifiées, un plan de soins est établi. Ce plan doit tenir compte de la gravité de chaque affection, de la manière dont elles peuvent interagir entre elles et des priorités de traitement.

3. Implication de spécialistes :
Selon les complications diagnostiquées, différents spécialistes peuvent être impliqués :
- Cardiologues pour les problèmes cardiaques,
- Neurologues pour les complications neurologiques,
- Orthopédistes pour les anomalies musculo-squelettiques,
- Et bien d'autres.

4. Communication interdisciplinaire :

Les réunions régulières entre professionnels de santé sont essentielles. Ces échanges permettent d'assurer une prise en charge cohérente, de suivre l'évolution du bébé, d'ajuster les traitements et de coordonner les soins.

5. Soutien aux parents :

Les parents se trouvent souvent désemparés face à la complexité des soins nécessaires pour leur enfant. Ils ont besoin d'être informés, soutenus et impliqués dans les décisions. Des réunions régulières avec l'équipe médicale, les psychologues et les travailleurs sociaux peuvent les aider à naviguer dans cette période difficile.

6. Suivi continu :

Un suivi régulier est essentiel pour surveiller l'évolution des diverses affections, l'efficacité des traitements et détecter d'éventuelles nouvelles complications. Le dossier médical du bébé doit être tenu à jour et accessible à tous les professionnels impliqués.

7. Planification de la sortie :

Lorsqu'il est temps de sortir de l'unité de néonatalogie, un plan de sortie complet est élaboré. Ce plan doit inclure toutes les informations relatives aux soins à domicile, aux médicaments, aux rendez-vous médicaux futurs et aux mesures de soutien disponibles.

La coordination des soins en néonatalogie est un processus complexe, mais essentiel pour assurer le bien-être des nouveau-nés présentant des situations multiples. Chaque professionnel de santé a un rôle clé à jouer, et la collaboration, la communication et l'engagement sont au cœur de cette démarche.

Études de cas et retours d'expériences

Plongeons dans le monde réel de la néonatalogie à travers des études de cas et des retours d'expériences. Ces histoires véridiques, issues de la réalité clinique, offrent une perspective unique sur les défis, les réussites et les leçons tirées de la prise en charge de nouveau-nés. Elles reflètent non seulement la science médicale, mais aussi l'humanité et la compassion qui entourent ce domaine spécialisé.

1. Le cas de Léo :
Léo est né à 25 semaines de gestation, pesant à peine plus d'un demi-kilo. Ses premiers jours ont été marqués par une détresse respiratoire nécessitant une intubation. Au fil des semaines, avec l'attention constante de l'équipe de néonatologie, Léo a progressé, malgré des hauts et des bas.

Retour d'expérience : La persévérance, la patience et la collaboration entre les professionnels et la famille sont cruciales pour surmonter les défis des très grands prématurés.

2. Le cas de Aisha :
Aisha, née à terme, a développé une jaunisse sévère le troisième jour après sa naissance. Un suivi proactif a permis de déceler une incompatibilité Rh, traitée par une photothérapie intense.

Retour d'expérience : Tous les nouveau-nés, même ceux nés à terme, peuvent avoir des complications. Une surveillance attentive est essentielle.

3. Le cas de Miguel :
Miguel est né avec une malformation cardiaque complexe. Dès sa naissance, il a été pris en charge par une équipe multidisciplinaire, comprenant des cardiologues, chirurgiens et infirmières spécialisées.

Retour d'expérience : Les anomalies congénitales peuvent être imprévisibles, mais avec une préparation et une coordination adéquates, de nombreux enfants comme Miguel peuvent mener une vie normale.

4. Le cas de Nora :

Nora, née prématurément, a contracté une infection nosocomiale en unité de néonatalogie. Cela a conduit à des semaines d'antibiotiques et de soins intensifs.

Retour d'expérience : Les protocoles d'hygiène sont vitaux. Une infection peut changer radicalement le parcours de soins d'un nouveau-né.

Chaque cas en néonatalogie est unique, mais ils offrent tous des enseignements précieux. Ces études de cas illustrent la nécessité d'une formation continue, d'une collaboration étroite entre les professionnels, et d'une communication transparente avec les familles. Derrière chaque histoire se cache non seulement la science et la technique, mais aussi une profonde humanité. Ces expériences rappellent l'importance du rôle des soignants en néonatalogie et la profondeur des impacts de leurs interventions.

Chapitre 24 :
LA RÉHABILITATION ET
LA PHYSIOTHÉRAPIE
EN NÉONATOLOGIE

Importance de la mobilisation précoce

La mobilisation précoce est le processus qui consiste à stimuler et à encourager le mouvement et l'activité physique chez les nouveau-nés dès que possible après leur naissance, en particulier chez ceux qui sont hospitalisés ou qui présentent des besoins spéciaux. Cette pratique, bien que relativement nouvelle en néonatalogie, a gagné du terrain grâce aux nombreuses études montrant ses avantages potentiels.

1. Développement neurologique :
Les premiers jours et semaines de la vie d'un nouveau-né sont cruciaux pour son développement cérébral. La mobilisation précoce peut jouer un rôle en stimulant le cerveau, en facilitant la myélinisation des neurones et en favorisant la neuroplasticité. Cela peut avoir des implications à long terme sur le développement cognitif et moteur de l'enfant.

2. Fonction musculaire et osseuse :
La mobilisation précoce aide à renforcer les muscles et à améliorer la densité osseuse. Pour les prématurés, qui passent souvent de longues périodes alités, cela peut prévenir l'atrophie musculaire et favoriser une croissance osseuse saine.

3. Stimulation sensorielle :
Les mouvements encouragent l'interaction avec l'environnement, offrant au bébé une stimulation tactile, visuelle et auditive. Ces expériences multisensorielles sont essentielles pour le développement neurosensoriel.

4. Amélioration de la fonction cardiorespiratoire :

Le mouvement et la positionnement actif peuvent aider à améliorer la circulation, l'oxygénation et la fonction pulmonaire, réduisant ainsi le risque de complications associées à l'immobilité.

5. Bien-être émotionnel et social :

Les interactions physiques, telles que le peau-à-peau avec les parents lors de la mobilisation, renforcent le lien d'attachement et apportent un confort émotionnel au nouveau-né.

6. Préparation à la sortie :

Un bébé qui a été activement mobilisé est souvent plus alerte, a un tonus musculaire amélioré et peut être mieux préparé pour la transition vers la maison.

7. Réduction des complications :

La mobilisation précoce peut réduire les risques de complications telles que le retard de développement, l'atrophie musculaire ou les problèmes respiratoires, en particulier chez les prématurés.

La mobilisation précoce en néonatalogie est une approche centrée sur le patient qui reconnaît le potentiel de chaque nouveau-né à grandir et à se développer, même dans des circonstances médicales défavorables. Elle nécessite une équipe dévouée, des ressources adaptées et une formation spécifique. Toutefois, avec les bonnes pratiques et une sensibilisation accrue, elle peut transformer le parcours de développement de nombreux nouveau-nés, offrant une meilleure qualité de vie et un avenir plus prometteur.

Techniques et interventions courantes

La néonatalogie, spécialité médicale dédiée à la prise en charge des nouveau-nés, en particulier des prématurés et des bébés ayant des besoins médicaux spécifiques, implique une gamme variée de techniques et d'interventions. Voici un aperçu des techniques et interventions les plus courantes :

Intubation endotrachéale : Cette procédure consiste à insérer un tube dans la trachée du bébé pour assurer un passage d'air sécurisé, généralement dans le cadre d'une assistance respiratoire.

Ventilation mécanique : Utilisée pour les bébés qui ont du mal à respirer par eux-mêmes, cette machine pousse l'air dans les poumons à travers le tube endotrachéal.

Surfactant : Souvent administré aux prématurés pour traiter ou prévenir le syndrome de détresse respiratoire. Le surfactant est une substance naturelle qui diminue la tension à l'intérieur des alvéoles pulmonaires.

Photothérapie : Une méthode utilisée pour traiter la jaunisse néonatale. Le bébé est placé sous une lumière spéciale qui aide à décomposer la bilirubine, une substance qui peut s'accumuler dans le sang du bébé.

Cathétérisme veineux central : Implique l'insertion d'un cathéter dans une grande veine, généralement pour administrer des médicaments ou des nutriments.

Alimentation entérale : L'administration de nutriments directement dans l'estomac ou l'intestin, soit par un tube nasal, soit par un tube gastrique.

Alimentation parentérale : Fournit des nutriments directement dans la circulation sanguine, souvent utilisée lorsque l'alimentation entérale n'est pas possible ou insuffisante.

Échographie cérébrale : Un outil d'imagerie utilisé pour évaluer le cerveau des prématurés, cherchant des signes d'hémorragie ou d'autres anomalies.

Monitorage cardiaque : Utilise des électrodes pour surveiller la fréquence et le rythme cardiaque du bébé.

Oxymétrie de pouls : Une méthode non invasive pour surveiller les niveaux d'oxygène dans le sang.

Échocardiographie : Une échographie du cœur qui permet de visualiser la structure et la fonction cardiaque.

Tests métaboliques : Effectués pour détecter des maladies métaboliques ou génétiques rares mais graves.

Culture et tests de sensibilité : Utilisés pour diagnostiquer et traiter les infections.

Échographie abdominale : Un outil d'imagerie pour visualiser les organes internes du ventre, souvent utilisé pour diagnostiquer ou surveiller des conditions comme la perforation intestinale.

Ces interventions, parmi de nombreuses autres, permettent aux professionnels de santé de surveiller, de diagnostiquer et de traiter une variété de conditions médicales chez les nouveau-nés, garantissant qu'ils reçoivent les meilleurs soins possibles pendant cette période critique de leur vie.

Collaboration avec les spécialistes de la réhabilitation

La collaboration avec les spécialistes de la réhabilitation en néonatalogie est un élément essentiel pour assurer une prise en charge globale des nouveau-nés. Ces spécialistes jouent un rôle primordial dans l'accompagnement des nourrissons et de leurs familles à travers les différentes étapes de la guérison et du développement.

Les bébés en unité de néonatalogie, notamment ceux qui sont prématurés ou qui ont des besoins médicaux particuliers, peuvent présenter des défis développementaux ou des retards dans les étapes cruciales de leur croissance. C'est ici que les kinésithérapeutes, les ergothérapeutes, les orthophonistes et autres spécialistes interviennent. Ils apportent leur expertise pour stimuler le développement moteur, la coordination, la communication et les aptitudes sensorielles du nourrisson.

Collaborer étroitement avec ces experts permet à l'équipe de néonatalogie d'offrir des interventions ciblées. Par exemple, un kinésithérapeute pourrait aider un nourrisson à renforcer ses muscles et à développer ses mouvements, tandis qu'un orthophoniste travaillerait sur des compétences telles que la succion, la déglutition et, plus tard, les compétences vocales.

Les spécialistes de la réhabilitation peuvent également fournir des conseils précieux aux parents, les aidant à comprendre les besoins uniques de leur bébé et à mettre en place des stratégies pour soutenir son développement à la maison. Cette éducation parentale est fondamentale, car elle instaure une base solide pour la croissance continue et le bien-être du nouveau-né.

La collaboration ne s'arrête pas à la sortie de l'unité de néonatalogie. Souvent, ces spécialistes continuent de suivre l'enfant à mesure qu'il grandit, s'assurant que toutes les étapes du développement sont atteintes et fournissant des interventions au besoin.

La collaboration avec les spécialistes de la réhabilitation enrichit l'expérience en néonatalogie, offrant une prise en charge holistique qui va au-delà des soins médicaux immédiats pour embrasser chaque aspect du bien-être et du développement du nourrisson. Cette approche intégrée garantit que chaque bébé a la meilleure chance possible de prospérer et de réaliser son plein potentiel.

Chapitre 25 :
GÉNÉTIQUE ET NÉONATOLOGIE

Introduction à la génétique en néonatalogie

La génétique en néonatalogie ouvre une fenêtre fascinante sur le monde complexe de l'héritage biologique et son influence sur la santé des nouveau-nés. Cette intersection entre la génétique et la médecine néonatale offre des insights précieux pour comprendre, diagnostiquer et, dans certains cas, traiter des conditions qui affectent les nourrissons dès leur naissance.

1. La base de la génétique:
Chaque être humain possède un ensemble unique d'informations génétiques, ou ADN, qui détermine tout, de la couleur des yeux à la prédisposition aux maladies. Ces informations sont contenues dans les gènes, qui sont organisés en structures appelées chromosomes.

2. La génétique et la conception:
Lors de la conception, l'embryon reçoit la moitié de ses gènes de chaque parent, donnant naissance à un ensemble unique d'informations génétiques. C'est ce processus qui détermine les caractéristiques héréditaires de l'individu.

3. Les anomalies génétiques en néonatalogie:
Certaines anomalies génétiques peuvent entraîner des malformations congénitales ou des maladies héréditaires. Parfois, ces conditions sont identifiées avant la naissance grâce à des tests prénataux. D'autres fois, elles ne sont découvertes qu'après la naissance, lorsqu'un nourrisson présente des symptômes spécifiques.

4. Tests génétiques en néonatalogie:
Il existe une variété de tests génétiques disponibles pour les nouveau-nés. Le dépistage néonatal, par exemple, est une procédure courante qui teste les nourrissons pour un éventail de conditions génétiques, métaboliques et endocriniennes.

5. L'impact de la génétique sur le traitement:
Comprendre la génétique d'une condition peut avoir des implications majeures pour le traitement. Dans certains cas, cela peut même conduire à des interventions thérapeutiques spécifiques ou à des recommandations pour des soins de soutien.

6. Le futur de la génétique en néonatalogie:
Avec l'avancement des technologies et des recherches, le domaine de la génétique en néonatalogie continue d'évoluer à un rythme rapide. De nouvelles découvertes pourraient offrir des solutions encore plus ciblées pour les nouveau-nés présentant des anomalies ou des maladies génétiques.

La génétique en néonatalogie est un domaine en pleine expansion qui promet d'améliorer la compréhension, le diagnostic et le traitement des conditions qui affectent les nouveau-nés. En offrant des insights sur le code génétique unique de chaque individu, elle ouvre la voie à une médecine personnalisée qui peut être adaptée aux besoins spécifiques de chaque nourrisson.

Implications pour les diagnostics et les soins

Les avancées dans le domaine de la génétique en néonatalogie ont transformé la manière dont nous abordons le diagnostic et les soins des nouveau-nés. En plongeant au cœur même du code génétique, nous pouvons maintenant prédire, diagnostiquer et, dans de nombreux cas, traiter efficacement des conditions qui, autrefois, étaient mal comprises ou passaient inaperçues.

Dès les premiers instants de la vie, le patrimoine génétique d'un bébé peut déjà révéler des indices essentiels sur son état de santé. Grâce aux outils diagnostics modernes, des conditions rares ou potentiellement dangereuses peuvent être identifiées rapidement, permettant une intervention précoce. Cela est crucial car, pour de nombreuses affections néonatales, la rapidité d'intervention est déterminante pour le pronostic.

Au-delà du simple diagnostic, la connaissance génétique influence aussi les soins. Par exemple, la pharmacogénomique, une branche de la génétique qui étudie l'interaction entre les gènes et les médicaments, peut aider à déterminer la dose ou le type de médicament le plus approprié pour un nouveau-né, en fonction de son profil génétique. Cela permet d'éviter les effets secondaires potentiellement nocifs et d'optimiser l'efficacité des traitements.

La génétique en néonatalogie a également des implications majeures pour les familles. Lorsqu'une condition génétique est identifiée chez un nouveau-né, cela peut mener à des tests pour les membres de la famille, révélant parfois des risques génétiques dont ils n'étaient pas conscients. De plus, en ayant une meilleure compréhension de la génétique d'une condition, les professionnels de santé peuvent offrir un soutien et des conseils plus éclairés aux parents, les aidant à naviguer dans les défis complexes et émotionnels liés à la prise en charge de leur enfant.

Enfin, la génétique pousse les frontières des possibles en matière de soins néonataux. Avec l'émergence de thérapies géniques innovantes, nous nous approchons d'une époque où des maladies autrefois incurables pourraient être traitées, voire guéries, en ciblant directement les gènes défectueux.

Les implications de la génétique en néonatalogie pour le diagnostic et les soins sont profondes. Elle offre des avenues passionnantes pour une médecine personnalisée, améliore les perspectives pour de nombreux nouveau-nés et éclaire le chemin de leur prise en charge, tout en soutenant leurs familles dans leur parcours.

Conseil génétique et soutien aux familles

Le conseil génétique en néonatalogie s'est imposé comme un élément central de la prise en charge holistique des familles. En conjuguant science, empathie et éducation, il vise à guider les familles à travers les complexités de la génétique tout en les soutenant émotionnellement.

Lorsque l'on découvre qu'un nouveau-né présente une anomalie génétique ou une maladie héréditaire, les émotions peuvent être bouleversantes pour les parents. Ils se posent souvent des questions comme : « Pourquoi cela nous arrive-t-il ? », « Qu'est-ce que cela signifie pour l'avenir de mon enfant ? » ou encore « Y a-t-il un risque pour les futurs enfants ? ». C'est ici que le conseil génétique intervient, offrant des réponses claires et factuelles à ces interrogations.

Le conseiller génétique, spécialiste formé pour interpréter les informations génétiques et les traduire en termes compréhensibles, accompagne les parents dans leur quête de compréhension. Il fournit des informations détaillées sur la nature de l'anomalie ou de la maladie, les implications pour l'enfant et la famille, et les options disponibles en matière de traitement ou de prise en charge.

Mais au-delà de l'aspect informatif, le conseiller génétique joue un rôle essentiel d'accompagnement émotionnel. Confrontés à des nouvelles souvent inattendues, les parents peuvent ressentir un mélange de choc, de tristesse, de colère et de confusion. Le conseiller offre un espace sûr où les parents peuvent exprimer leurs émotions, poser des questions et trouver du réconfort.

Le conseil génétique ne s'arrête pas à la période néonatale. À mesure que l'enfant grandit, des questions peuvent surgir concernant des aspects tels que la scolarité, la reproduction ou même la vie sociale. Le conseiller reste un allié précieux, guidant la famille à chaque étape du voyage.

En outre, le conseiller génétique peut également aider à évaluer les risques pour d'autres membres de la famille, notamment les frères et sœurs ou les futurs enfants. En fournissant des informations sur les tests génétiques disponibles et en conseillant sur les décisions de procréation, il soutient la famille dans son ensemble.

Le conseil génétique en néonatalogie n'est pas qu'une simple transmission d'informations. C'est un véritable partenariat entre le conseiller et la famille, visant à fournir à la fois des connaissances et un soutien émotionnel. Dans le labyrinthe complexe et parfois déroutant de la génétique, le conseiller sert de guide, d'ancrage et de confident, veillant à ce que chaque famille se sente éclairée, soutenue et comprise.

Chapitre 26 :
L'IMPORTANCE DU PEAU À PEAU ET DU CONTACT HUMAIN

Les bienfaits prouvés du contact peau à peau

Le contact peau à peau, souvent appelé "méthode kangourou", est une pratique qui encourage la mère ou le père à placer leur nouveau-né sur leur torse nu, favorisant ainsi un contact direct peau contre peau. Cette technique, simple en apparence, a des bienfaits profonds et scientifiquement prouvés pour le nouveau-né, la mère et la relation parent-enfant. Voici une exploration fluide de ces bienfaits :

Dès les premiers instants de la vie, le contact peau à peau établit un environnement sécurisant pour le nouveau-né. Dans la chaleur rassurante de la peau de ses parents, le bébé trouve un espace qui lui rappelle le ventre maternel. Cette transition douce du monde intra-utérin vers l'environnement extérieur stabilise le rythme cardiaque et respiratoire du nourrisson. Il ressent moins de stress, ce qui se traduit par des pleurs moins fréquents et une détente palpable.

Le contact direct avec la peau facilite également la régulation thermique du nouveau-né. La température de la mère s'ajuste naturellement pour répondre aux besoins de son bébé, le réchauffant ou le refroidissant selon les besoins. Cela est particulièrement bénéfique pour les prématurés, qui ont souvent du mal à maintenir leur propre température corporelle.

Sur le plan physiologique, le contact peau à peau favorise également la colonisation de la peau du bébé par les bactéries bénéfiques de la mère, contribuant ainsi à la formation d'un microbiome cutané sain, première étape essentielle dans l'établissement d'un système immunitaire robuste.

Mais les bienfaits du contact peau à peau vont au-delà de la simple physiologie. Pour la mère, cette intimité renforce la libération d'ocytocine, souvent appelée "hormone de l'amour". Elle favorise l'attachement maternel, aide à la réduction du stress post-partum et stimule même la lactation, rendant l'allaitement plus aisé.

La méthode kangourou a également montré des bienfaits pour le développement du cerveau du bébé. Les enfants qui ont bénéficié de contacts peau à peau réguliers ont tendance à avoir une meilleure réponse au stress, des compétences sociales améliorées et même une meilleure cognition à long terme.

En outre, les bienfaits ne se limitent pas à la mère et à l'enfant. Les pères qui pratiquent le contact peau à peau avec leurs nouveau-nés développent également un attachement plus profond et se sentent plus impliqués et compétents dans leurs rôles parentaux.

Le contact peau à peau est bien plus qu'une simple étreinte. C'est une danse délicate de physiologie et d'émotions, qui tisse un lien fort entre le parent et l'enfant, posant les bases d'une relation saine et aimante pour les années à venir.

Mise en œuvre pratique
et consignes de sécurité

La mise en œuvre du contact peau à peau, bien que simple en théorie, nécessite certaines précautions et directives pour garantir la sécurité du nouveau-né et du parent. L'intégration de cette pratique dans les soins néonatals doit être effectuée avec rigueur et attention. Voici une présentation fluide de la mise en œuvre pratique et des consignes de sécurité :

Mise en œuvre pratique :

Préparation : Assurez-vous que la pièce est à une température confortable pour éviter tout risque d'hypothermie pour le bébé. L'environnement doit être calme, avec une lumière tamisée si possible.

Position : Que ce soit la mère ou le père, la personne doit être en position semi-allongée, avec un soutien pour le dos. Utilisez des coussins ou des oreillers pour plus de confort.

Habillage du bébé : Le nouveau-né doit être déshabillé jusqu'à sa couche, et si possible, coiffé d'un bonnet pour conserver la chaleur de sa tête.

Placement : Placez délicatement le bébé sur le torse du parent, la tête tournée sur le côté pour garantir une respiration aisée. La tête du bébé doit être au niveau de la poitrine, permettant ainsi une écoute aisée des battements cardiaques du parent.

Couverture : Utilisez une couverture ou un drap léger pour couvrir le dos du bébé, le gardant ainsi au chaud.

Durée : Idéalement, le contact peau à peau devrait durer au moins une heure ou plus, car cela offre suffisamment de temps pour passer par plusieurs cycles de sommeil et d'éveil.

Consignes de sécurité :

Surveillance : Il est essentiel que le parent soit pleinement conscient et alerte pendant la session, évitant les médicaments sédatifs ou la fatigue excessive.

Pas de sommeil : Pour éviter tout risque de chute ou d'étouffement, le parent ne doit pas s'endormir avec le bébé sur lui. Si le parent sent qu'il est sur le point de s'endormir, il est préférable de remettre le bébé dans son berceau.

Respiration : Assurez-vous toujours que le nez et la bouche du bébé ne sont pas obstrués et qu'il peut respirer librement.

Fumeurs : Les parents qui fument doivent éviter le contact peau à peau immédiatement après avoir fumé, car les résidus de tabac peuvent être nocifs pour le bébé.

Santé du bébé : Si le nouveau-né a des problèmes de santé particuliers, il est essentiel de consulter un professionnel de santé avant de commencer la pratique.

Hygiène : Avant d'entamer la session, il est recommandé que le parent se lave bien les mains.

Le contact peau à peau est une intervention puissante qui, lorsqu'elle est mise en œuvre correctement, peut offrir une myriade de bienfaits pour le nouveau-né et le parent. Toutefois, la sécurité doit toujours être la priorité.

Chapitre 27 :
SOINS OCULAIRES EN NÉONATOLOGIE

Comprendre la rétinopathie du prématuré

Concernant la maturation intra-utérine, chaque organe se développe à son propre rythme. L'œil, cet organe délicat qui nous ouvre au monde extérieur, n'échappe pas à la règle. Pourtant, lorsqu'un bébé arrive prématurément dans le monde, ce développement est interrompu, et l'œil peut ne pas être tout à fait prêt à affronter son nouvel environnement. C'est ici qu'intervient la rétinopathie du prématuré (ROP).

La ROP est une affection qui touche principalement les vaisseaux sanguins de la rétine, cette fine membrane à l'arrière de l'œil qui capte la lumière et nous permet de voir. Chez les bébés prématurés, la vascularisation de la rétine n'est pas toujours complète. Une fois à l'extérieur de l'utérus, des facteurs tels que des taux d'oxygène fluctuants peuvent déclencher une croissance anormale des vaisseaux sanguins. Ces nouveaux vaisseaux sont fragiles et peuvent saigner, ce qui entraîne un risque de décollement de la rétine et, potentiellement, de cécité.

Il est fascinant de se rappeler que cette affection était presque inconnue avant l'avènement des soins modernes pour les prématurés. C'est une conséquence paradoxale du succès de la médecine moderne : en sauvant des vies plus jeunes que jamais, nous nous sommes confrontés à des défis que la nature n'avait jamais prévus.

La compréhension et la prise en charge de la ROP nécessitent une collaboration étroite entre les néonatologues et les ophtalmologistes. Les examens réguliers de la rétine des bébés à risque sont cruciaux, et les traitements, tels que la thérapie laser ou la cryothérapie, peuvent être nécessaires pour prévenir les complications.

Mais au-delà de la science et de la médecine, la ROP nous rappelle à quel point chaque étape du développement fœtal est un miracle d'équilibre, et combien la vie, même à ses stades les plus précoces, est à la fois robuste et vulnérable. Elle nous rappelle l'importance de la vigilance, de la prévention, mais aussi de l'espoir face aux défis médicaux.

Surveillance et traitement

La surveillance et le traitement de la rétinopathie du prématuré (ROP) forment un duo essentiel dans la gestion de cette affection, garantissant ainsi que nos plus petits patients aient les meilleures chances de préserver leur vue. Découvrons comment, dans une chorégraphie médicale minutieuse, les spécialistes s'attaquent à cette complication.

Lorsque le soleil commence à percer le jour, les oiseaux entonnent leur chant, signalant le début d'une nouvelle aube. De la même manière, les premiers instants de la vie d'un bébé prématuré sont jalonnés de signaux, de mesures et de surveillances. La ROP, avec ses implications potentiellement graves pour la vue, fait l'objet d'une attention particulière.

Surveillance : Tout commence par l'identification des bébés à risque. Généralement, ce sont les plus prématurés, souvent nés avant 32 semaines de gestation ou pesant moins de 1 500 grammes à la naissance, qui sont les plus susceptibles de développer une ROP. Ces bébés seront suivis de près par des ophtalmologistes pédiatriques spécialisés. À l'aide d'un ophtalmoscope, l'ophtalmologiste examine la rétine du bébé à la recherche de signes de vascularisation anormale. Ces examens débutent généralement 4 à 6 semaines après la naissance et continuent jusqu'à ce que la rétine soit complètement vascularisée ou que la maladie soit traitée.

Traitement : Si la ROP progresse et atteint un stade nécessitant un traitement, plusieurs options sont disponibles. La thérapie laser est la plus couramment utilisée. Elle vise à stopper la croissance des vaisseaux sanguins anormaux en "brûlant" les zones périphériques de la rétine qui ne sont pas correctement vascularisées. Une autre méthode est la cryothérapie, qui utilise le froid pour réaliser le même objectif. Dans certains cas, des injections médicamenteuses ou même des interventions chirurgicales peuvent être nécessaires.

Le choix du traitement dépend du stade de la maladie, de sa localisation dans l'œil et des préférences du spécialiste. Une chose est cependant constante : la nécessité d'une intervention rapide. Agir à temps est crucial pour prévenir les complications à long terme de la ROP, comme le décollement de la rétine ou la cécité.

Au-delà des outils et des techniques, la prise en charge de la ROP est un témoignage du dévouement des équipes médicales. C'est la promesse silencieuse faite à chaque bébé prématuré : "Nous veillons sur toi, chaque battement de ton cœur, chaque souffle, chaque rayon de lumière qui pénètre tes yeux. Nous sommes là, et nous ferons tout pour te donner le meilleur départ possible dans la vie."

Prévention et sensibilisation

Dans l'univers délicat et nuancé de la néonatalogie, la prévention et la sensibilisation tiennent une place centrale. Elles constituent en effet les piliers de la sauvegarde de vies fragiles et prometteuses. Telle une douce mélodie qui guide les pas d'une danse, la prévention éclaire la voie, tandis que la sensibilisation tisse des liens de compréhension et d'empathie entre les professionnels de santé, les parents et la société. Plongeons dans cet univers où chaque geste, chaque mot, chaque action compte.

Dès les premiers instants de la vie, la prévention s'invite en néonatalogie. Chaque mesure, chaque protocole et chaque recommandation sont conçus pour réduire les risques et garantir le bien-être des nouveau-nés. Les mains des professionnels sont soigneusement lavées, les espaces de soins sont méticuleusement désinfectés, et les équipements sont scrupuleusement vérifiés. Tout est orchestré pour prévenir les complications, qu'il s'agisse d'infections nosocomiales, de traumatismes ou d'erreurs médicales.

Mais la prévention va bien au-delà des murs des unités de néonatalogie. Elle commence souvent bien avant la naissance, avec des conseils prénatals aux futurs parents sur des sujets tels que la nutrition, l'arrêt du tabac, la limitation de la consommation d'alcool ou l'évitement de médicaments potentiellement nocifs. Ces conseils ont pour but d'éviter les naissances prématurées et d'assurer une grossesse saine.

Quant à la sensibilisation, elle joue un rôle tout aussi vital. Les professionnels de santé sensibilisent les parents aux besoins spécifiques de leur nouveau-né, les éduquant sur les soins à prodiguer, l'importance du contact peau à peau, ou encore les signaux à surveiller. La sensibilisation aide également à briser les stigmates associés à la prématurité ou aux conditions médicales spécifiques, en favorisant la compréhension et l'acceptation.

Au niveau sociétal, la sensibilisation vise à informer le grand public des défis associés à la néonatalogie, à encourager le soutien et à promouvoir la recherche. Elle rappelle l'importance de la solidarité et du soutien communautaire pour les familles naviguant dans l'univers de la néonatalogie.

Ainsi, prévention et sensibilisation marchent main dans la main, formant une alliance indéfectible au service des plus vulnérables. Dans cette danse de la vie, elles nous rappellent que chaque instant est précieux et que, ensemble, nous pouvons faire une différence.

Chapitre 28 :
SOINS CARDIAQUES
EN NÉONATOLOGIE

Anomalies cardiaques congénitales :
détection et gestion

Dans le vaste monde de la néonatalogie, l'existence des anomalies cardiaques congénitales (ACC) demeure l'une des préoccupations majeures des professionnels de santé. Ces anomalies, qui touchent le cœur du nouveau-né dès sa conception, sont à la fois complexes à détecter et à gérer, nécessitant une expertise pointue et une coordination sans faille des soins. Comprendre ces anomalies, c'est plonger dans les arcanes du cœur humain et en déchiffrer ses mystères.

Le cœur, cet organe si vital, bat dès les premiers instants de la conception, propulsant la vie à chaque pulsation. Mais parfois, des anomalies surviennent dans sa formation, donnant naissance à des ACC. Ces déviations peuvent être mineures ou critiques, mais toutes nécessitent une attention particulière.

La détection précoce des ACC est essentielle. Bien souvent, les premiers signes peuvent être identifiés lors d'échographies prénatales. Grâce à la technologie moderne, les cardiologues fœtaux sont capables d'obtenir une image détaillée du cœur du fœtus, permettant d'identifier des anomalies telles que des communications interventriculaires, des tétralogies de Fallot ou des coarctations de l'aorte. Lorsqu'une anomalie est suspectée, des examens plus poussés, comme l'échocardiographie fœtale, peuvent être réalisés.

À la naissance, des signes cliniques peuvent également révéler la présence d'une ACC. Une cyanose (teinte bleutée de la peau), une détresse respiratoire, ou encore une mauvaise prise de poids peuvent alerter le personnel médical. Des examens comme l'échocardiographie postnatale ou des électrocardiogrammes peuvent confirmer le diagnostic.

La gestion des ACC est tout aussi délicate que leur détection. Elle repose sur une approche multidisciplinaire, associant cardiologues pédiatriques, chirurgiens cardiaques, infirmières spécialisées et, bien sûr, les parents. Selon la gravité de l'anomalie, différentes interventions peuvent être envisagées : médication, cathétérisme cardiaque ou chirurgie à cœur ouvert. Chaque décision est prise en pesant soigneusement les risques et les bénéfices pour le nouveau-né.

Dans ce voyage à travers les ACC, l'accompagnement des familles est fondamental. Le diagnostic d'une anomalie cardiaque chez un nouveau-né peut être bouleversant pour les parents. Les professionnels de santé ont alors un rôle crucial d'éducation, de soutien et de guidage, assurant que chaque famille se sente épaulée et informée à chaque étape.

En définitive, les ACC rappellent la fragilité, mais aussi la résilience de la vie. Avec les avancées médicales, de nombreux enfants nés avec ces anomalies peuvent aujourd'hui mener une vie pleine et riche, témoignant de la force du cœur humain et de la détermination des équipes médicales qui œuvrent à leurs côtés.

Collaboration
avec les cardiologues pédiatriques

Au cœur du monde complexe de la néonatalogie, la collaboration avec les cardiologues pédiatriques est une étape incontournable pour garantir une prise en charge optimale des nouveau-nés présentant des anomalies cardiaques congénitales ou d'autres problématiques cardiaques. Cette alliance professionnelle, basée sur l'échange de compétences et la communication transparente, joue un rôle vital pour sauver des vies et assurer un avenir sain aux plus petits d'entre nous.

Les premiers jours de vie d'un nouveau-né sont essentiels, et lorsqu'un problème cardiaque est détecté, chaque seconde compte. C'est ici qu'entre en jeu le cardiologue pédiatrique, spécialiste du cœur des enfants, qui apporte son expertise pour décrypter les mystères du jeune cœur. Dans une unité de néonatalogie, sa présence est synonyme d'espoir, d'intervention rapide et de stratégies adaptées.

Dès qu'une anomalie est suspectée, que ce soit suite à des symptômes cliniques, des examens de routine ou une échographie prénatale, le cardiologue pédiatrique est sollicité. Son rôle ? Confirmer le diagnostic, évaluer la gravité de l'affection, et définir le plan d'action. Cela peut inclure des interventions médicamenteuses, des procédures non chirurgicales comme le cathétérisme, ou des chirurgies plus lourdes.

Mais au-delà de ces compétences médicales, ce spécialiste joue un rôle essentiel de pont entre la néonatalogie et la cardiologie. En travaillant main dans la main avec les néonatologues, il s'assure que les soins prodigués sont parfaitement adaptés aux besoins cardiaques spécifiques de chaque nourrisson. Cette collaboration se manifeste aussi dans la formation continue : le cardiologue pédiatrique peut offrir des sessions d'information et de formation aux équipes de néonatalogie, garantissant ainsi une mise à jour constante des connaissances.

La relation ne s'arrête pas là. Les parents, souvent anxieux et submergés par l'incertitude, bénéficient grandement de cette collaboration. Le cardiologue pédiatrique, grâce à sa connaissance approfondie des pathologies cardiaques pédiatriques, est à même d'expliquer la situation avec clarté, d'offrir des perspectives et de guider les parents à travers le parcours médical de leur enfant.

La collaboration entre néonatologues et cardiologues pédiatriques est bien plus qu'une simple coexistence professionnelle. Elle est le gage d'une prise en charge holistique et intégrée, où chaque expertise est mise au service du bien-être du nouveau-né. Dans ce ballet médical, chaque acteur, conscient de l'importance de son rôle, s'efforce de donner le meilleur pour offrir un avenir radieux à ces petits cœurs battants.

Cas pratiques et études

La néonatalogie, riche et complexe, est un domaine où la théorie se mêle étroitement à la pratique. Les cas pratiques et études offrent aux professionnels de santé une opportunité unique d'apprendre, de s'adapter et d'améliorer constamment leurs méthodes. En plongeant au cœur de situations réelles, ils permettent de mieux saisir la dynamique des soins, les défis rencontrés, et les solutions mises en œuvre.

Imaginez Lisa, une prématurée née à 28 semaines, présentant des signes de détresse respiratoire dès les premiers instants de sa vie. Les moniteurs cardiaques indiquent également des irrégularités. L'équipe de néonatalogie est immédiatement alertée et fait appel au cardiologue pédiatrique pour une évaluation. Une échocardiographie est réalisée, révélant une communication interventriculaire (CIV), une affection cardiaque congénitale courante chez les prématurés.

Ce cas pratique met en évidence la nécessité d'une intervention rapide et coordonnée. La prise en charge initiale comprend l'administration de médicaments pour soutenir la fonction cardiaque et la mise sous ventilation pour aider Lisa à respirer. Le cardiologue pédiatrique, en étroite collaboration avec le néonatalogiste, décide de la meilleure approche : surveiller l'évolution de la CIV en espérant une fermeture spontanée ou envisager une intervention chirurgicale si nécessaire.

Un autre exemple serait celui de Maxime, un nouveau-né à terme qui développe une jaunisse sévère dans les premières 48 heures de vie. Malgré la photothérapie, son taux de bilirubine continue d'augmenter, soulevant des inquiétudes quant à un possible syndrome de Crigler-Najjar, une affection génétique rare affectant le métabolisme de la bilirubine. L'équipe sollicite un généticien pour confirmer le diagnostic, déterminer le type de syndrome et guider le traitement.

L'étude de ce cas permettrait de souligner l'importance du dépistage précoce, des interventions rapides et de la collaboration interdisciplinaire pour gérer des conditions rares mais potentiellement mortelles.

Chaque cas pratique en néonatalogie est une fenêtre sur une multitude de situations cliniques. Ils offrent des opportunités d'apprentissage inestimables, permettant aux professionnels de comprendre les nuances des soins néonatals, d'affiner leurs compétences et d'assurer une prise en charge optimale des nouveau-nés. En s'appuyant sur ces études, le monde de la néonatalogie continue d'évoluer, garantissant des soins toujours plus sûrs et efficaces pour les plus vulnérables.

Chapitre 29 :
LA NÉONATOLOGIE
ET L'ENVIRONNEMENT

Impacts des polluants et toxines
sur le nouveau-né

Dans un monde en constante mutation, les polluants et les toxines présents dans notre environnement suscitent des préoccupations grandissantes, notamment en ce qui concerne leur impact sur les plus vulnérables : les nouveau-nés. Ces substances, qu'elles soient présentes dans l'air que nous respirons, l'eau que nous buvons, ou encore dans notre alimentation, peuvent avoir des conséquences sérieuses sur le développement et la santé des nourrissons.

Dès le début de la vie intra-utérine, le fœtus est exposé à l'environnement maternel. Les toxines peuvent traverser le placenta, créant un risque potentiel pour le développement fœtal. Par exemple, la consommation de tabac pendant la grossesse expose le fœtus à la nicotine et à d'autres composés nocifs, augmentant les risques de naissance prématurée, de faible poids à la naissance et de troubles respiratoires.

Les métaux lourds, tels que le plomb ou le mercure, peuvent également affecter gravement le développement neurologique du nouveau-né. Une exposition précoce au plomb, même à des niveaux faibles, est associée à des troubles de l'apprentissage et à des baisses de QI. Le mercure, souvent présent dans certains types de poissons, peut perturber le développement du cerveau et du système nerveux.

Les perturbateurs endocriniens, comme les bisphénols et certains phtalates, présents dans de nombreux plastiques et produits ménagers, sont d'autres préoccupations majeures. Ces composés peuvent imiter ou interférer avec les hormones naturelles du corps, perturbant ainsi les systèmes endocrinien et reproducteur.

L'exposition postnatale, notamment par le biais de l'allaitement, peut également être une source d'inquiétude. Bien que le lait maternel soit idéalement adapté aux besoins nutritionnels du nouveau-né et offre de nombreux avantages immunitaires, il peut aussi être un vecteur de transmission de certaines toxines accumulées dans le corps de la mère.

L'air que respire le nouveau-né est une autre source d'exposition. Les polluants atmosphériques, comme les particules fines ou les composés organiques volatils, peuvent aggraver ou déclencher des affections respiratoires comme l'asthme.

Face à ces défis, il est essentiel d'adopter une approche proactive. Des initiatives globales visant à réduire la pollution, combinées à des mesures individuelles, comme une alimentation équilibrée, éviter de fumer ou limiter l'exposition à certaines substances chimiques, peuvent aider à protéger la santé des nouveau-nés.

La science continue d'étudier l'impact précis des polluants sur la santé néonatale, mais une chose est claire : la prévention et la sensibilisation sont des étapes cruciales pour garantir un avenir sain à nos enfants.

Initiatives écologiques
dans les unités de néonatologie

La prise de conscience croissante des impacts environnementaux a conduit à une révolution écologique dans divers secteurs, y compris dans le domaine médical. Les unités de néonatologie, conscients de leur rôle crucial dans les premiers jours de vie des nouveau-nés et du volume important de déchets médicaux qu'ils peuvent générer, n'ont pas été en reste. Elles ont entrepris de nombreuses initiatives pour réduire leur empreinte carbone tout en garantissant des soins de haute qualité.

La première étape de nombreuses unités a été de réaliser un audit écologique, afin d'identifier les domaines d'amélioration. Ceci a souvent révélé que la majeure partie des déchets venait de produits à usage unique, tels que les couches, les gants, les seringues, et autres consommables médicaux.

Face à ce constat, plusieurs solutions ont été envisagées :

- **Réutilisation et stérilisation** : Plutôt que de jeter systématiquement après un seul usage, certaines unités ont investi dans des équipements stérilisables et réutilisables. Bien que cela puisse nécessiter un investissement initial, cela réduit considérablement les déchets à long terme.
- **Achats écoresponsables** : L'achat de produits éco-conçus ou issus de matières recyclées, ainsi que le choix de fournisseurs ayant des pratiques durables, contribuent également à réduire l'empreinte écologique.
- **Gestion des déchets** : La mise en place d'une gestion sélective des déchets permet de recycler autant que possible et de traiter de manière adéquate les déchets dangereux.

Économies d'énergie : Le passage à un éclairage LED, l'optimisation des systèmes de chauffage et de refroidissement, ainsi que l'utilisation d'appareils économes en énergie réduisent considérablement la consommation d'électricité.

Formation et sensibilisation : Le personnel est formé aux meilleures pratiques écologiques, et des campagnes de sensibilisation peuvent également être menées auprès des parents.

Aménagements verts : L'introduction de plantes ou de jardins verticaux peut non seulement améliorer la qualité de l'air, mais aussi offrir un environnement plus apaisant et naturel.

Initiatives communautaires : En plus des pratiques internes, certaines unités organisent des campagnes de reforestation, des nettoyages locaux ou soutiennent des projets écologiques dans leur communauté.

Ces initiatives montrent qu'il est tout à fait possible de concilier soins médicaux de pointe et respect de l'environnement. Avec la volonté et l'engagement, les unités de néonatologie peuvent jouer un rôle de premier plan dans la transition vers des soins de santé plus durables.

Sensibilisation et éducation

La sensibilisation et l'éducation constituent deux piliers fondamentaux pour garantir la réussite de tout programme de soins médicaux, en particulier dans un domaine aussi spécialisé que la néonatologie. Elles ont pour objectif non seulement d'assurer la sécurité et le bien-être des nouveau-nés, mais aussi de renforcer la confiance des parents et de garantir une communication ouverte entre le personnel médical et les familles.

Sensibiliser pour agir :
La sensibilisation n'est pas simplement une transmission d'information. Il s'agit d'un processus visant à éveiller l'attention et la conscience des individus sur des questions précises, afin de les inciter à agir. Dans le contexte de la néonatologie, cela pourrait signifier sensibiliser les parents à l'importance du contact peau à peau, aux signes d'infection chez un prématuré, ou aux impacts des stimuli environnementaux sur le développement du bébé.

Des séances d'information, des dépliants, des vidéos éducatives ou des ateliers interactifs peuvent être organisés pour sensibiliser les parents et le personnel aux meilleures pratiques en néonatologie.

Éduquer pour comprendre :
L'éducation, quant à elle, a une portée plus profonde. Elle vise à doter les individus des connaissances et des compétences nécessaires pour comprendre et gérer des situations complexes. Les parents d'un prématuré peuvent se sentir dépassés et anxieux. Les éduquer sur les besoins spécifiques de leur enfant, les traitements disponibles et les perspectives à long terme peut les aider à se sentir plus en contrôle et à participer activement aux soins de leur enfant.

La mise en œuvre :

- **Sessions de formation** : Organisez régulièrement des sessions d'information pour les parents sur des sujets clés tels que l'alimentation du prématuré, les signes vitaux à surveiller et la stimulation du développement.
- **Matériel didactique** : Fournissez aux parents des brochures, des livres et des ressources en ligne fiables pour qu'ils puissent approfondir leurs connaissances à leur propre rythme.
- **Ateliers interactifs** : Organisez des ateliers où les parents peuvent apprendre par la pratique, comme

les techniques de massage pour bébé ou les méthodes d'allaitement.

Retours d'expérience : Invitez des parents ayant déjà vécu l'expérience de la néonatologie à partager leurs histoires, afin d'offrir espoir et perspective aux nouvelles familles.

Évaluation continue : Assurez-vous que les informations sont bien comprises et appliquées en effectuant des évaluations régulières et en offrant un espace pour les questions.

Sensibiliser et éduquer ne se limitent pas aux parents. Le personnel médical doit également être continuellement formé et mis à jour sur les dernières avancées en néonatologie. Cette culture d'apprentissage constant assure que chaque membre de l'équipe est équipé pour fournir les meilleurs soins possibles, tout en étant également un guide précieux pour les familles qu'ils servent.

Chapitre 30 :
LES SOINS DENTAIRES
EN NÉONATOLOGIE

Importance de la santé buccale
dès la naissance

La santé buccale est un élément essentiel de la santé globale, et cela commence dès la naissance. Bien que les nouveau-nés n'aient pas encore de dents, la manière dont nous prenons soin de leurs bouches peut avoir un impact durable sur leur santé dentaire tout au long de leur vie. Voici pourquoi la santé buccale est si importante dès le début et comment elle se traduit par des habitudes qui favorisent une vie de sourires sains.

Les fondements de la santé buccale dès la naissance :

Prévention des caries du biberon : Bien qu'ils soient temporaires, les dents de lait jouent un rôle crucial dans la santé buccale. Elles aident à la mastication, à la prononciation et à la conservation de l'espace pour les dents permanentes futures. Les caries du biberon peuvent survenir lorsque des liquides sucrés, comme le lait, le lait maternisé ou le jus, restent en contact prolongé avec les dents de lait. En commençant par une bonne hygiène buccale dès la naissance, on peut prévenir l'apparition de ces caries.

Préparation pour les dents permanentes : Même avant que les dents de lait ne commencent à émerger, les dents permanentes se forment déjà sous la surface. Une bouche saine dès le plus jeune âge offre un environnement favorable pour que ces dents se développent correctement.

- **Habitudes alimentaires saines** : Introduire des aliments bénéfiques pour la santé buccale dès le départ, comme des légumes riches en fibres et des produits laitiers riches en calcium, peut aider à établir des habitudes alimentaires qui favorisent des dents saines.

Comment promouvoir la santé buccale dès la naissance :

- **Nettoyage doux** : Avant même que la première dent n'apparaisse, il est bon de nettoyer doucement les gencives du bébé avec une gaze humide ou un chiffon doux après les repas pour éliminer les bactéries.
- **Première visite chez le dentiste** : Il est généralement recommandé d'amener l'enfant chez le dentiste avant son premier anniversaire. Cette première visite établit une base pour des soins dentaires réguliers tout au long de la vie.
- **Fluorure** : Le fluorure renforce l'émail des dents et prévient les caries. Le dentiste peut conseiller sur la nécessité d'une supplémentation en fluorure, selon l'âge et les besoins.
- **Alimentation équilibrée** : Éviter les aliments et boissons sucrés et miser sur une alimentation riche en nutriments contribue à une santé buccale optimale.
- **Prévention des habitudes nuisibles** : Il est essentiel d'éviter ou de limiter les habitudes comme la succion du pouce ou l'utilisation prolongée de la tétine, qui peuvent affecter la croissance de la mâchoire et l'alignement des dents.

La santé buccale dès la naissance est plus qu'une question de dents propres. C'est la fondation sur laquelle se construit une vie de bien-être bucco-dentaire. En inculquant des habitudes saines dès le début, nous donnons à nos enfants les outils dont ils ont besoin pour prendre soin de leur sourire à chaque étape de leur vie.

Prévention et éducation pour les parents

La prévention et l'éducation pour les parents constituent un pilier essentiel pour assurer la santé et le bien-être de l'enfant dès ses premiers jours. Comprendre les enjeux de cette prévention, c'est reconnaître que chaque étape du développement d'un enfant offre des opportunités uniques pour instaurer des habitudes saines, des soins appropriés et une surveillance attentive.

Dès l'annonce de la grossesse, les futurs parents se voient immergés dans un univers nouveau, plein de découvertes mais aussi de responsabilités. L'éducation commence ici : comment assurer le bien-être de la mère pendant la grossesse, quels sont les signes d'un développement foetal sain, comment se préparer à l'accouchement. Mais cette éducation ne s'arrête pas à la naissance ; elle ne fait que commencer.

Les premiers mois de la vie d'un bébé sont cruciaux. Les parents apprennent à interpréter les besoins de leur enfant, à distinguer un pleur de faim d'un pleur de douleur. Ils découvrent l'importance du sommeil, de la nutrition, et des premiers soins. Et c'est ici que la prévention prend tout son sens. En comprenant les besoins fondamentaux de leur nouveau-né, les parents peuvent anticiper et éviter bon nombre de problèmes courants, des coliques aux érythèmes fessiers.

Mais au-delà des soins primaires, la prévention englobe également des aspects plus larges. Comment créer un environnement sécurisé pour un enfant qui commence à ramper puis à marcher ? Quels sont les jouets adaptés à chaque âge et comment éviter les accidents domestiques ? La prévention, c'est aussi sensibiliser les parents à l'importance des vaccins, à la reconnaissance des symptômes d'une allergie alimentaire ou encore à l'apprentissage des premiers gestes de secours.

L'éducation des parents, c'est aussi les préparer à leur nouveau rôle, les aider à comprendre les émotions qui les traversent, à gérer la fatigue, le stress, parfois le baby blues. C'est leur donner des outils pour construire une relation saine avec leur enfant, pour comprendre les bases de la psychologie infantile, pour accompagner leur tout-petit dans ses premières découvertes émotionnelles.

Enfin, prévenir et éduquer, c'est aussi créer une communauté. C'est reconnaître que l'éducation d'un enfant ne repose pas uniquement sur les épaules de ses parents, mais s'inscrit dans une dynamique plus large, où professionnels de santé, famille élargie, amis, et même société tout entière, jouent un rôle. Chaque intervention, chaque conseil, chaque moment de partage contribue à bâtir les fondations solides sur lesquelles un enfant pourra s'épanouir.

Ainsi, la prévention et l'éducation des parents sont bien plus que de simples directives : elles représentent un engagement collectif pour la santé, la sécurité et le bonheur de la nouvelle génération.

Collaboration
avec les dentistes pédiatriques

Travailler en étroite collaboration avec les dentistes pédiatriques est essentiel pour garantir une prise en charge globale de la santé des nouveau-nés et des jeunes enfants. Cette collaboration s'inscrit dans une démarche interdisciplinaire où chaque spécialiste apporte son expertise pour le bien-être global de l'enfant.

Dès les premières semaines de vie, les professionnels de santé ont un rôle prépondérant dans l'éducation des parents concernant la santé buccale de leur enfant. Bien avant l'apparition de la première dent, il est important de sensibiliser les parents à des pratiques saines, comme l'éviction du biberon nocturne sucré, qui peut être un facteur de caries précoces du nourrisson. Les dentistes pédiatriques peuvent fournir des informations précieuses sur les soins appropriés, le brossage et même sur l'importance d'une première visite chez le dentiste avant le premier anniversaire de l'enfant.

La collaboration ne s'arrête pas à la prévention. En cas de pathologies bucco-dentaires ou de malformations, la prise en charge conjointe avec un dentiste pédiatrique est essentielle. Par exemple, une langue attachée (ankyloglossie) peut entraîner des problèmes d'allaitement chez le nouveau-né. Un échange entre le pédiatre, le lactation consultant et le dentiste pédiatrique peut conduire à une meilleure prise en charge du bébé.

De plus, certaines affections médicales peuvent avoir des implications sur la santé bucco-dentaire. Les enfants présentant des cardiopathies congénitales, par exemple, peuvent nécessiter une attention particulière avant tout acte dentaire invasif en raison du risque d'endocardite infectieuse. De même, certains médicaments administrés aux nouveau-nés peuvent affecter le développement dentaire, nécessitant une surveillance et une intervention précoces.

D'autre part, le dentiste pédiatrique peut également jouer un rôle clé dans la détection précoce de certaines maladies. Les anomalies de la dentition ou des muqueuses buccales peuvent être les premiers signes d'affections systémiques ou génétiques. Une communication fluide entre le dentiste pédiatrique et le néonatalogiste peut ainsi faciliter un diagnostic précoce et une prise en charge adaptée.

La collaboration entre les professionnels de la néonatologie et les dentistes pédiatriques est une symbiose naturelle qui vise à assurer une santé optimale pour l'enfant dès ses premiers jours. Chaque spécialiste, en apportant son savoir-faire et son expertise, contribue à un parcours de soins complet et harmonieux pour le bien-être de l'enfant et la sérénité de ses parents.

Chapitre 31 :
LES DÉFIS DE LA DOULEUR
ET DE LA SÉDATION

Évaluation et gestion de la douleur chez le nouveau-né

Évaluer et gérer la douleur chez le nouveau-né est d'une importance primordiale, car la douleur non traitée peut avoir des conséquences à long terme sur le développement de l'enfant. Contrairement à certaines croyances anciennes, les nouveau-nés, y compris les prématurés, ressentent bel et bien la douleur. La reconnaissance et le traitement approprié de cette douleur sont donc essentiels pour leur bien-être.

Évaluation de la douleur chez le nouveau-né :
L'évaluation de la douleur chez le nouveau-né repose principalement sur des observations comportementales et physiologiques. Plusieurs échelles d'évaluation de la douleur ont été développées spécifiquement pour les nouveau-nés, comme l'échelle EDIN (Échelle de Douleur et d'Inconfort du Nouveau-né) ou l'échelle NIPS (Neonatal Infant Pain Scale). Ces échelles prennent en compte différents indicateurs tels que les expressions faciales (grimace, froncement des sourcils), les pleurs, les mouvements corporels, les changements de fréquence cardiaque ou de saturation en oxygène.

Gestion de la douleur :
 Interventions non pharmacologiques :
  Contact peau à peau : Aussi appelé méthode Kangourou, il a été démontré que le contact direct entre la peau de la mère (ou du père) et celle du bébé réduisait la perception

de la douleur lors des procédures douloureuses.

Allaitement ou administration de solutions sucrées : Le sucre (comme le saccharose) administré avant une procédure douloureuse peut réduire la douleur ressentie par le bébé.

Environnement apaisant : Réduire les stimuli lumineux et sonores et envelopper le bébé de manière sécurisante peuvent aider à réduire le stress et la douleur.

Sucettes : Le fait de sucer peut être apaisant pour le nouveau-né.

Interventions pharmacologiques :

Analgésiques : Des médicaments tels que le paracétamol ou l'ibuprofène peuvent être utilisés, toujours sous prescription médicale et avec une attention particulière au dosage.

Anesthésiques locaux : Ils peuvent être utilisés pour des procédures spécifiques pour engourdir une zone localisée.

Sédation : Dans certains cas, une sédation légère peut être nécessaire, surtout si le bébé doit subir une intervention plus invasive.

Importance de la formation et de l'éducation :
Il est essentiel que tous les professionnels de santé travaillant en néonatalogie soient formés à reconnaître les signes de douleur chez les nouveau-nés et à utiliser les échelles d'évaluation adaptées. Une prise en charge multidisciplinaire, impliquant médecins, infirmières, pharmaciens, et autres spécialistes, permettra d'assurer une gestion optimale de la douleur du nouveau-né.

La reconnaissance et la prise en charge adéquate de la douleur chez le nouveau-né sont fondamentales pour son bien-être et son développement. Une approche combinant interventions non pharmacologiques et pharmacologiques, adaptée à chaque situation, permettra d'assurer le confort du bébé et de réduire les effets négatifs potentiels de la douleur non traitée.

Utilisation judicieuse des sédatifs et analgésiques

L'utilisation de sédatifs et d'analgésiques en néonatalogie est une question délicate qui requiert une attention minutieuse. Ces médicaments ont des rôles essentiels, notamment pour garantir le confort du nouveau-né lors de procédures douloureuses ou stressantes et pour traiter des conditions médicales spécifiques. Toutefois, leur utilisation nécessite une prise en compte précise des bénéfices par rapport aux risques, en particulier chez les nouveau-nés qui ont un système nerveux encore en développement et une physiologie distincte de celle des adultes.

Bénéfices des sédatifs et analgésiques :

- **Réduction de la douleur et du stress :** Ces médicaments peuvent diminuer la douleur ressentie lors de procédures telles que les ponctions veineuses, les intubations ou les chirurgies.
- **Stabilité physiologique :** Ils peuvent contribuer à stabiliser des paramètres comme la fréquence cardiaque, la respiration et la tension artérielle lors de situations stressantes.
- **Facilitation des soins :** Dans certains cas, la sédation peut être nécessaire pour réaliser des interventions médicales sur des nouveau-nés agités ou instables.

Risques associés :

- **Effets secondaires :** Les nouveau-nés peuvent présenter des réactions adverses aux médicaments, telles que des dépressions respiratoires, des perturbations cardiaques ou des effets sur la pression artérielle.

Toxicité neurologique : Certaines études suggèrent que l'exposition prolongée ou répétée à des sédatifs et analgésiques peut avoir des conséquences sur le développement cérébral du nouveau-né.

Dépendance et syndrome de sevrage : Les nouveau-nés exposés de manière prolongée à certains médicaments, tels que les opioïdes, peuvent développer une dépendance et présenter des symptômes de sevrage lors de l'arrêt du traitement.

Recommandations pour une utilisation judicieuse :

Évaluation précise de la douleur : Avant toute administration, il est essentiel d'évaluer la douleur ou le stress du nouveau-né à l'aide d'outils d'évaluation validés.

Choix du médicament approprié : Il faut sélectionner le médicament le plus adapté à la situation, en tenant compte du profil d'effets secondaires et des interactions potentielles avec d'autres traitements.

Dosage adapté : Le dosage doit être précisément ajusté en fonction du poids et de l'âge gestationnel du nouveau-né, et il est crucial de surveiller régulièrement la réponse du bébé au traitement.

Surveillance étroite : Les nouveau-nés sous sédatifs ou analgésiques doivent faire l'objet d'une surveillance attentive, avec des mesures régulières de leurs paramètres physiologiques et une observation de leur état neurologique.

Minimiser la durée du traitement : Il est conseillé de limiter la durée de l'exposition aux sédatifs et analgésiques autant que possible et de revoir régulièrement la pertinence de leur continuation.

Éducation et communication : Les parents doivent être informés des raisons de l'administration de ces médicaments, de leurs bénéfices potentiels et des risques associés.

Les sédatifs et analgésiques ont une place incontestable en néonatalogie, mais leur utilisation doit être judicieuse, réfléchie et basée sur une évaluation continue des bénéfices et des risques pour chaque nouveau-né.

Techniques non pharmacologiques pour soulager la douleur

Dans le contexte néonatal, la douleur peut avoir des effets néfastes à long terme sur le développement du cerveau et le comportement. Heureusement, il existe une variété de techniques non pharmacologiques qui ont été développées pour aider à atténuer la douleur chez les nouveau-nés. Ces méthodes offrent l'avantage de minimiser l'utilisation de médicaments et leurs effets secondaires potentiels, tout en assurant un soulagement efficace de la douleur.

- **Contact peau à peau (méthode Kangourou) :** Cette technique, où le nouveau-né est placé sur la poitrine nue de sa mère ou de son père, a montré des effets positifs en termes de stabilisation du rythme cardiaque, de l'amélioration de l'oxygénation et de la réduction de la douleur.
- **Allaitement/maternel ou solution sucrée :** L'allaitement pendant des procédures douloureuses ou l'administration d'une solution sucrée peuvent réduire les signes de douleur chez les nouveau-nés.
- **Sucette non nutritive :** La succion a des effets calmants et analgésiques chez les bébés.
- **Enveloppement ou contention douce :** Envelopper le bébé dans une couverture ou un drap, en lui permettant de bouger ses mains vers son visage,

peut offrir un sentiment de sécurité et réduire la perception de la douleur.

Stimulation tactile : Les massages doux ou le toucher thérapeutique peuvent réduire le stress et la douleur.

Musicothérapie : Des musiques douces ou des berceuses, souvent choisies par les parents, peuvent avoir un effet calmant et réduire la douleur.

Environnement calme : Réduire les stimuli lumineux et sonores autour de l'enfant peut diminuer son niveau de stress et, par conséquent, sa perception de la douleur.

Positionnement confortable : Placer le bébé dans une position naturelle et confortable, à l'aide de coussins ou de rouleaux, peut aider à réduire l'inconfort.

Présence parentale : Le simple fait d'avoir un parent à proximité, parlant doucement ou chantant, peut être apaisant pour le bébé.

Odeurs apaisantes : Certaines études ont suggéré que l'odeur maternelle, par exemple, peut avoir des propriétés calmantes pour les nouveau-nés.

Interventions comportementales : Ces interventions peuvent inclure des techniques de distraction, comme l'utilisation d'images ou de jouets visuels, pour détourner l'attention du bébé de la douleur.

Il est essentiel de noter que l'efficacité de ces techniques peut varier d'un nouveau-né à l'autre. De plus, la combinaison de plusieurs méthodes peut souvent être plus efficace qu'une seule technique. Enfin, il est crucial de surveiller constamment la réaction du bébé pour s'assurer que la technique est bien tolérée et efficace. La formation et l'éducation des soignants et des parents sur ces techniques sont essentielles pour garantir une prise en charge optimale de la douleur chez les nouveau-nés.

Chapitre 32 :
LE RÔLE DE LA MUSIQUE
ET DE L'ART EN NÉONATOLOGIE

Impacts positifs de la musicothérapie et de l'art-thérapie

La musicothérapie et l'art-thérapie sont deux formes de thérapies expressives qui exploitent le pouvoir respectif de la musique et des arts visuels pour favoriser la guérison, le bien-être et la croissance personnelle. Les deux thérapies offrent une variété d'avantages à des populations diverses, allant des nourrissons aux personnes âgées. Elles sont particulièrement précieuses dans des contextes où les mots seuls peuvent ne pas suffire à exprimer des émotions ou des expériences. Voici une exploration fluide des impacts positifs de ces deux thérapies :

Au cœur d'une pièce éclairée par la douce lumière du jour, les mélodies d'un instrument résonnent, captivant l'attention de tous les présents. Cette scène est courante en musicothérapie, une discipline qui explore la profondeur de la relation entre l'homme et la musique. Les vibrations et les mélodies de la musique ont le pouvoir de stimuler notre cerveau, d'apaiser notre âme et de revitaliser notre esprit. Que ce soit pour des patients atteints de troubles neurologiques, des enfants ayant des besoins spécifiques ou des personnes âgées luttant contre la solitude, la musicothérapie offre une bouée de sauvetage, les aidant à exprimer des émotions refoulées, à améliorer leurs compétences cognitives et même à renforcer leurs fonctions motrices.

Parallèlement, dans un autre espace, l'odeur fraîche de la peinture flotte dans l'air. Les mains de tous âges sont à l'œuvre, transformant des toiles blanches en kaléidoscopes de couleurs et d'émotions. L'art-thérapie offre un refuge où les traumatismes, les angoisses et les rêves peuvent être dépeints, souvent révélant des perspectives et des réalités cachées. Pour ceux qui trouvent difficile de verbaliser leurs ressentis, l'art devient leur voix, un moyen d'exprimer ce qui est trop profond ou trop douloureux pour être mis en mots. L'art-thérapie peut renforcer l'estime de soi, développer la résilience et offrir un sens de réalisation.

En combinant musique et art, ces thérapies non conventionnelles transcendent souvent les barrières de la langue et de la culture. Elles offrent des avenues pour la guérison que les méthodes traditionnelles peuvent parfois négliger. Dans un monde où la douleur et la souffrance sont souvent internalisées, la musicothérapie et l'art-thérapie rappellent l'importance de l'expression, offrant une lueur d'espoir à ceux qui sont en quête de paix et d'harmonie intérieures.

Mise en œuvre dans les unités de néonatologie

L'introduction de la musicothérapie et de l'art-thérapie dans les unités de néonatologie peut sembler inattendue, mais ces approches offrent des avantages remarquables, tant pour les nouveau-nés que pour leurs parents. Dans un environnement souvent marqué par des bip sonores de machines, des lumières tamisées et une atmosphère d'inquiétude, la douceur de la musique et la créativité artistique peuvent apporter une touche de normalité et de réconfort. Voici comment ces thérapies peuvent être mises en œuvre dans un tel cadre :

Musicothérapie :

- **Berçeuses et chants doux** : Les parents sont encouragés à chanter pour leur bébé. Le son de la voix parentale, en particulier celle de la mère, peut stabiliser les rythmes cardiaques et respiratoires du nourrisson et renforcer le lien parent enfant.

- **Instruments doux** : Des instruments tels que les bols tibétains, les clochettes ou les xylophones à tonalité douce peuvent être joués près de l'incubateur, apportant une mélodie apaisante qui contraste avec les sons habituels de l'unité.

- **Musique enregistrée** : Des listes de lecture soigneusement sélectionnées avec des morceaux doux peuvent être jouées à faible volume pour les nouveau-nés, les aidant à se détendre et à s'endormir.

Art-thérapie :

- **Créations parentales** : Les parents peuvent être encouragés à créer des œuvres d'art pour leur bébé, comme des dessins ou des collages qui peuvent être placés à proximité de l'incubateur. Cela leur permet non seulement de se sentir impliqués dans les soins de leur enfant, mais aussi de gérer leur propre stress.

- **Photographie** : Une photographie artistique des nouveau-nés peut être une merveilleuse façon de célébrer chaque petite victoire dans leur parcours de croissance. Cela offre aux parents une perspective différente et positive sur la situation.

- **Journaling** : Encourager les parents à tenir un journal de leurs sentiments, de leurs espoirs et de leurs inquiétudes peut servir d'exutoire émotionnel, aidant à traiter l'expérience de la néonatologie.

L'essentiel, dans la mise en œuvre de ces thérapies en néonatologie, est d'assurer la sécurité et le bien-être du nouveau-né. La musique ne doit jamais être trop forte, et toutes les interactions doivent être adaptées aux besoins individuels de chaque enfant. Enfin, les thérapeutes travaillant dans ces unités doivent être formés spécifiquement à la néonatologie, comprenant les besoins uniques de ces patients et de leurs familles.

Retours d'expérience et études de cas

En néonatologie, les retours d'expérience et les études de cas sont essentiels pour mettre en lumière les défis et les réussites rencontrés dans la prise en charge des nouveau-nés, et pour fournir une base solide pour l'amélioration des pratiques. Voici comment ces témoignages et études peuvent éclairer le paysage de la néonatologie :

Retours d'expérience :

Des parents : Le témoignage de parents qui ont traversé une expérience en néonatologie offre des perspectives précieuses. Ils peuvent parler de leurs angoisses, de la manière dont ils ont été soutenus par l'équipe médicale, ou des moments marquants de leur séjour.

Du personnel médical : Les infirmières, médecins et autres professionnels de la santé peuvent partager leurs propres défis et réussites, ainsi que les leçons qu'ils ont tirées de situations particulières. Ces retours d'expérience peuvent influencer les protocoles et les formations futures.

Des anciens patients : Des enfants, une fois adultes, peuvent parfois revenir sur leur expérience en tant que prématurés ou patients en néonatologie, offrant une perspective unique et inspirante.

Études de cas :

Gestion des complications : Une étude détaillée d'un cas où un nouveau-né a présenté des complications rares peut être un outil d'apprentissage pour les professionnels. Comment la situation a-t-elle été identifiée ? Quelles interventions ont été mises en œuvre ? Quel a été le résultat ?

Interventions innovantes : La description d'un cas où une technique ou une thérapie nouvelle a été utilisée avec succès peut servir de modèle pour d'autres unités de néonatologie.

Décisions éthiques : Les cas où des décisions particulièrement difficiles ont dû être prises, qu'il s'agisse de dilemmes éthiques ou de situations impliquant plusieurs spécialités médicales, peuvent offrir des opportunités d'apprentissage en matière de communication, de collaboration et d'éthique.

Soins holistiques et alternatifs : La présentation de cas où des approches non conventionnelles, comme la musicothérapie ou le toucher thérapeutique, ont été intégrées avec succès dans le plan de soins d'un patient peut encourager d'autres unités à explorer ces méthodes.

Les retours d'expérience et les études de cas offrent un moyen concret d'apprendre, d'évoluer et d'améliorer constamment les soins en néonatologie. Ces témoignages et études incarnent la réalité des défis et des triomphes du domaine, mettant en lumière la complexité et la beauté de la médecine néonatale.

Chapitre 33 :
L'IMPORTANCE DE LA CONTINUITÉ DES SOINS

Assurer une transition fluide entre les différents niveaux de soins

Assurer une transition fluide entre les différents niveaux de soins est crucial, non seulement pour la continuité et la qualité des soins prodigués aux patients, mais également pour réduire l'anxiété des familles et des patients eux-mêmes. Cette transition se trouve souvent au carrefour d'une multitude de défis, allant de la coordination entre différents professionnels de santé à la compréhension et à l'acceptation des patients et de leurs familles. Voici quelques éléments clés pour garantir cette fluidité.

1. Communication efficace :
La communication est la pierre angulaire de toute transition réussie. Les professionnels de santé des deux niveaux de soins (celui d'où le patient vient et celui vers lequel il se dirige) doivent communiquer efficacement pour s'assurer que tous les détails pertinents sont transmis.

2. Planification anticipée :
Une transition réussie ne s'improvise pas. Elle nécessite une planification soignée, qui prend en compte les besoins médicaux, émotionnels et sociaux du patient.

3. Éducation des patients et des familles :
Les patients et leurs familles doivent être pleinement informés de ce à quoi ils peuvent s'attendre lors de la transition. Cela inclut des informations sur le nouveau cadre de soins, ce qui pourrait être différent et ce qu'ils devraient faire en cas de problème.

4. Coordination interprofessionnelle :

La transition entre différents niveaux de soins implique souvent une variété de professionnels de santé - des médecins aux infirmières, en passant par les travailleurs sociaux et les thérapeutes. Une coordination étroite entre ces professionnels est essentielle.

5. Suivi post-transition :

Un suivi régulier après la transition garantit que les patients s'adaptent bien à leur nouvel environnement de soins et permet de déceler et de résoudre rapidement tout problème éventuel.

6. Documentation complète :

Tous les détails pertinents concernant les antécédents médicaux du patient, ses traitements en cours, ses besoins et ses préférences doivent être soigneusement documentés et transmis lors de la transition.

7. Prise en compte des besoins émotionnels :

La transition entre différents niveaux de soins peut être une période stressante pour les patients et leurs familles. Offrir un soutien émotionnel, que ce soit par le biais de conseillers, de groupes de soutien ou d'autres ressources, est donc crucial.

8. Formation continue des professionnels :

Les professionnels de santé doivent être régulièrement formés aux meilleures pratiques en matière de transition de soins, afin de garantir que le processus se déroule aussi efficacement et en douceur que possible.

Une transition fluide entre les différents niveaux de soins nécessite une approche holistique, qui prend en compte les besoins médicaux, émotionnels et sociaux des patients. Avec une planification soignée, une communication efficace et une formation adéquate, il est possible d'assurer que les patients reçoivent les soins dont ils ont besoin, quand ils en ont besoin.

Collaboration entre professionnels pour une continuité optimale

La collaboration entre professionnels est au cœur de la prise en charge médicale contemporaine. Elle est essentielle pour garantir une continuité optimale des soins, éviter les doublons, réduire les erreurs médicales et assurer une meilleure compréhension des besoins globaux du patient. Approchons cette collaboration d'une manière fluide et englobante.

Imaginez un ballet soigneusement chorégraphié. Sur la scène, chaque danseur est essentiel à l'harmonie de la performance, apportant sa touche unique pour créer un tableau global. En médecine, cette danse complexe est orchestrée chaque jour entre différents professionnels. Du médecin traitant à l'infirmier, du pharmacien au kinésithérapeute, chaque professionnel apporte sa expertise spécifique au chevet du patient.

Dans cette symphonie médicale, la communication joue le rôle du chef d'orchestre. Un partage d'informations transparent et régulier est crucial pour garantir que tous les acteurs sont sur la même longueur d'onde. Cela implique des réunions de concertation pluridisciplinaires, des comptes rendus médicaux clairs et des outils technologiques performants, comme les dossiers médicaux électroniques, qui permettent un accès rapide et fiable aux informations du patient.

Mais au-delà de la simple communication, la véritable collaboration nécessite une confiance mutuelle et un respect profond. Chaque professionnel doit reconnaître la valeur des autres, comprendre leurs compétences et leur expertise, et être prêt à apprendre d'eux. C'est une danse d'égal à égal, où l'ego est mis de côté au profit du bien-être du patient.

De plus, cette collaboration ne se limite pas aux murs de l'hôpital ou du cabinet médical. Elle s'étend à la communauté, impliquant parfois des travailleurs sociaux, des enseignants ou des membres de la famille. Elle reconnaît que le bien-être du patient est influencé par de nombreux facteurs, allant de sa situation socio-économique à son environnement familial.

Dans ce voyage collaboratif, la formation continue joue également un rôle clé. Les professionnels de santé doivent non seulement rester à jour dans leur propre domaine, mais aussi comprendre les bases des autres disciplines avec lesquelles ils interagissent. Des ateliers interdisciplinaires et des séminaires conjoints peuvent aider à combler cet écart.

Le patient est au centre de cette collaboration. Il n'est pas un simple spectateur, mais un acteur essentiel de cette danse. Les professionnels de santé doivent s'efforcer d'inclure le patient dans les discussions, de comprendre ses besoins, ses préoccupations et ses souhaits, et de le considérer comme un partenaire à part entière dans sa propre prise en charge.

Ainsi, lorsque tous ces éléments se combinent - communication, respect, formation continue et participation active du patient - la collaboration entre professionnels peut véritablement fleurir, garantissant une continuité optimale des soins et le meilleur résultat possible pour chaque patient.

Implications pour la formation et la pratique

La collaboration interprofessionnelle n'est pas une compétence innée. Elle s'acquiert et se perfectionne. En néonatologie, comme dans d'autres disciplines médicales, la formation et la pratique sont cruciales pour faciliter cette collaboration. Lorsque l'on considère les implications de cette collaboration pour la formation et la pratique, plusieurs éléments clés se distinguent.

1. Intégration de la formation interprofessionnelle :
Il est essentiel que les institutions médicales et éducatives intègrent la formation interprofessionnelle dès le début des études médicales. Cela permet aux étudiants en médecine, en soins infirmiers, en pharmacie, en kinésithérapie, et d'autres spécialités connexes d'apprendre côte à côte, de comprendre le rôle de chacun et de développer des compétences en communication et en travail d'équipe.

2. Simulations et études de cas :
L'utilisation de simulations et d'études de cas permet aux professionnels de se mettre en situation et d'apprendre comment interagir dans des scénarios réels. Cela renforce non seulement les compétences techniques, mais aussi les compétences relationnelles et communicationnelles.

3. Encouragement à la formation continue :
La médecine évolue rapidement, tout comme les approches de collaboration. Les professionnels doivent donc s'engager dans une formation continue pour rester à jour sur les meilleures pratiques, les nouvelles technologies et les tendances en matière de collaboration.

4. Création d'une culture de respect mutuel :
La pratique clinique doit encourager une culture où tous les membres de l'équipe sont valorisés et respectés. Cela inclut la reconnaissance des compétences et des contributions de chacun et la création d'un environnement

où tous se sentent à l'aise pour partager leurs opinions et leurs préoccupations.

5. Mise en place de systèmes de communication efficaces :

Un système de communication solide est crucial pour une collaboration réussie. Cela pourrait inclure des réunions régulières de l'équipe, l'utilisation de dossiers médicaux électroniques intégrés, et des protocoles clairs pour le partage des informations.

6. Implication des patients et des familles :

Les patients et leurs familles sont des membres essentiels de l'équipe de soins. Les professionnels doivent donc être formés à communiquer efficacement avec eux, à comprendre leurs besoins et leurs préoccupations, et à les intégrer dans le processus décisionnel.

7. Évaluation et feedback :

Enfin, comme pour toute compétence, la collaboration interprofessionnelle doit être régulièrement évaluée. Les membres de l'équipe doivent être encouragés à donner et à recevoir des feedbacks constructifs pour continuer à grandir et à s'améliorer.

La collaboration interprofessionnelle est à la fois un art et une science, nécessitant à la fois une formation formelle et une pratique réfléchie. En intégrant ces éléments dans la formation et la pratique médicale, nous pouvons nous assurer que tous les membres de l'équipe travaillent ensemble de manière fluide et harmonieuse pour fournir les meilleurs soins possibles.

Chapitre 34 :
FORMATION CONTINUE
ET PERSPECTIVES D'AVENIR

L'importance de la mise à jour des compétences

Dans un monde où la technologie, la science et la société évoluent à un rythme effréné, la mise à jour des compétences est devenue une nécessité incontournable pour tout professionnel. Qu'il s'agisse du domaine médical, de l'informatique, de l'éducation ou de n'importe quel autre secteur, les connaissances d'hier peuvent rapidement devenir obsolètes aujourd'hui. Se tenir à jour est donc vital pour garantir la pertinence, l'efficacité et la sécurité dans la pratique professionnelle.

Répondre à l'évolution rapide de la technologie et de la science : Les avancées technologiques et scientifiques sont constantes. Ce que l'on considérait comme une information ou une technique à jour il y a quelques années peut maintenant être remplacé par de nouvelles méthodes ou technologies.

Garantir la sécurité : Dans le domaine médical, par exemple, l'utilisation d'anciennes méthodes ou la méconnaissance des dernières découvertes pourrait potentiellement mettre en danger la vie des patients. Dans l'industrie, ne pas connaître les dernières normes de sécurité peut entraîner des accidents.

Augmenter l'employabilité : Dans un marché du travail compétitif, ceux qui investissent dans la mise à jour de leurs compétences sont plus susceptibles d'être embauchés, de progresser dans leur carrière et de conserver leur emploi.

S'adapter à un environnement en mutation : La société change, tout comme les besoins et les attentes des clients et des patients. Pour rester pertinent et répondre aux besoins changeants, il est essentiel de continuer à apprendre et à évoluer.

Améliorer la confiance en soi : La maîtrise des dernières compétences et connaissances de son domaine donne confiance, permettant d'aborder les défis professionnels avec assurance.

Promouvoir l'innovation : En se tenant informé des tendances actuelles, on peut également anticiper les changements à venir et innover, plutôt que de simplement suivre le mouvement.

Répondre aux exigences réglementaires : Dans de nombreux domaines, il existe des exigences réglementaires ou professionnelles qui nécessitent une formation continue.

Engagement envers le professionnalisme : La mise à jour des compétences reflète un engagement envers le professionnalisme, démontrant une détermination à offrir le meilleur service ou soin possible.

La mise à jour des compétences n'est pas un luxe, c'est une nécessité. Elle demande du temps, de l'effort et parfois des ressources financières, mais les avantages qui en découlent – tant pour l'individu que pour la société dans son ensemble – sont inestimables. Elle garantit non seulement la pertinence et la compétence dans un monde en évolution, mais elle contribue également à la croissance personnelle et professionnelle continue.

Les avancées en néonatalogie : être à la pointe du progrès

Dans le vaste monde médical, la néonatalogie, qui se consacre aux soins des nouveau-nés, en particulier des prématurés, a connu des avancées remarquables au fil des décennies. Être à la pointe du progrès en néonatalogie, c'est non seulement suivre ces évolutions, mais aussi anticiper et participer à la prochaine vague d'innovations. Voici un aperçu fluide de l'évolution de ce domaine et de son importance dans le paysage médical actuel.

Les premières unités de soins intensifs néonatals (USIN) ont marqué une révolution dans la prise en charge des nouveau-nés, en particulier des prématurés. Auparavant, les chances de survie d'un bébé né prématurément étaient minimes. Aujourd'hui, grâce aux progrès technologiques, diagnostiques et thérapeutiques, ces petits combattants ont non seulement une chance de survie, mais aussi une perspective de vie de qualité.

Les respirateurs néonatals, par exemple, ont subi des améliorations considérables, permettant une ventilation plus douce, minimisant les dommages pulmonaires. La nutrition, qui joue un rôle crucial dans le développement de ces bébés, est devenue plus personnalisée, prenant en compte les besoins spécifiques de chaque enfant. Les avancées en matière de nutrition entérale et parentérale ont renforcé la croissance et le développement neurologique.

La pharmacologie n'est pas en reste. La compréhension des spécificités pharmacocinétiques chez le nouveau-né a conduit à des dosages plus précis et à une administration plus sûre des médicaments, réduisant ainsi les effets secondaires.

Au-delà de la technologie et de la médecine, l'approche centrée sur la famille a introduit une dimension holistique dans les soins néonatals. Reconnaissant le rôle crucial des parents et de la famille, cette approche encourage la participation active des parents aux soins, renforçant ainsi le lien parent-enfant dès les premiers moments.

Mais avec tout progrès vient de nouveaux défis. Les innovations constantes nécessitent une formation continue pour le personnel médical, garantissant que les soins prodigués sont à la pointe de la science et de la technologie. Les professionnels doivent également naviguer dans les eaux délicates de l'éthique, en particulier lorsqu'il s'agit de prendre des décisions concernant la vie et la mort.

La recherche en néonatalogie est en constante évolution. Des études récentes ont exploré les effets bénéfiques des thérapies complémentaires, comme la musicothérapie ou le toucher thérapeutique, sur les nouveau-nés en USIN. La génétique, également, offre des perspectives passionnantes pour le diagnostic précoce et la gestion des anomalies congénitales.

Etre à la pointe du progrès en néonatalogie, c'est avoir un pied ancré dans les avancées actuelles tout en gardant un œil sur l'horizon des possibilités futures. C'est une danse délicate entre la science, la technologie, l'éthique et l'humanité, et elle exige passion, dévouement et une volonté constante d'apprendre et d'innover.

Possibilités de carrière et spécialisations

La néonatalogie, une branche spécialisée de la pédiatrie, offre un éventail fascinant d'opportunités de carrière pour ceux qui sont passionnés par les soins des nouveau-nés.

Plongeons ensemble dans un panorama fluide des diverses possibilités de carrière et spécialisations dans ce domaine.

La carrière la plus évidente en néonatalogie est celle de néonatologiste. Ces médecins spécialistes se consacrent à la prise en charge des nouveau-nés, en particulier des prématurés ou de ceux qui présentent des complications à la naissance. Pour devenir néonatologiste, une formation médicale de base suivie d'une spécialisation en pédiatrie, puis d'une sous-spécialisation en néonatalogie est nécessaire.

Cependant, l'univers de la néonatalogie ne se limite pas à la médecine. Il existe une multitude de professionnels qui travaillent en synergie pour assurer le bien-être des bébés. Les infirmières spécialisées en néonatalogie, par exemple, jouent un rôle crucial dans les soins quotidiens et la surveillance des nouveau-nés. Elles sont souvent le premier point de contact pour les familles et offrent un soutien essentiel aux parents en cette période délicate.

Les kinésithérapeutes spécialisés en néonatalogie sont formés pour intervenir auprès des nouveau-nés nécessitant une assistance respiratoire ou ayant des besoins spécifiques en matière de mobilité et de développement musculaire. Ils travaillent en étroite collaboration avec les médecins pour élaborer des plans de soins adaptés.

De plus, compte tenu de la nature délicate et souvent stressante de ce domaine, les psychologues et les travailleurs sociaux jouent également un rôle essentiel. Ils soutiennent les familles à travers les défis émotionnels et sociaux, fournissant des conseils, des ressources et un espace pour traiter les émotions complexes liées à la naissance d'un enfant prématuré ou malade.

D'autres spécialités qui interagissent étroitement avec la néonatalogie incluent la génétique médicale, la cardiologie pédiatrique, la chirurgie pédiatrique et la neurologie pédiatrique. Chaque spécialiste apporte son expertise unique pour traiter diverses complications ou conditions.

En dehors du contexte clinique, il existe des opportunités pour les chercheurs passionnés par la néonatalogie. Les universités, les instituts de recherche et même certaines grandes unités hospitalières offrent des postes pour ceux qui souhaitent pousser les frontières de la connaissance dans ce domaine.

Enfin, pour ceux qui ont une inclinaison pour l'enseignement, il y a une demande pour les formateurs en néonatalogie, que ce soit dans les écoles de médecine, les programmes de formation infirmière ou les ateliers de développement professionnel.

La néonatalogie est un champ riche et multidimensionnel qui offre une multitude de carrières pour ceux qui cherchent à faire une différence dans les premiers moments cruciaux de la vie humaine. Chaque rôle, qu'il soit directement médical ou de soutien, contribue à l'énorme tâche de garantir le meilleur départ possible dans la vie pour ces petits êtres.

Conclusion

La vocation néonatale : plus qu'un métier, une passion

La néonatalogie, une sphère dédiée aux tout premiers instants de vie, résonne bien au-delà des frontières du simple métier médical. Elle incarne, pour ceux qui la choisissent, une vocation profonde, une passion qui va bien au-delà de la simple pratique clinique. Naviguons ensemble à travers cette merveilleuse quête de sens et de dévouement.

Lorsque l'on pénètre dans une unité de soins néonatals, ce que l'on ressent en premier, c'est cette atmosphère particulière, chargée d'émotions contrastées. Il y a cette joie silencieuse qui accompagne chaque battement de cœur entendu, chaque petite main qui se serre autour d'un doigt, chaque sourire d'une mère qui tient son enfant pour la première fois. Mais il y a aussi cette tension palpable, ce poids de responsabilité qui accompagne chaque décision, chaque intervention. Dans ce ballet, le personnel de néonatalogie évolue avec une grâce et une détermination sans faille.

Cette vocation naît souvent d'une étincelle, parfois d'une expérience personnelle, ou simplement d'une fascination pour les miracles de la vie naissante. C'est le désir de se tenir à la frontière de la vie, là où tout commence, d'être le gardien de ces âmes nouvelles, le guide pour ces familles en plein bouleversement. Chaque professionnel en néonatalogie, qu'il soit médecin, infirmier, psychologue ou autre, poursuit cette quête avec un dévouement sans borne.

215

Mais, qu'est-ce qui alimente cette passion? Est-ce le fait de voir ces petits êtres, si fragiles et pourtant si résilients, lutter chaque jour? Est-ce l'amour incommensurable que l'on voit dans les yeux des parents, cette lueur d'espoir et de gratitude? Ou est-ce simplement la beauté inhérente à ce début de vie, cette innocence et cette pureté qui rappellent à chacun de nous la valeur inestimable de chaque instant?

La néonatalogie n'est pas simplement une affaire de compétences techniques et de connaissances médicales, bien que celles-ci soient cruciales. C'est surtout une affaire de cœur. Elle requiert une sensibilité, une capacité d'empathie, une force intérieure pour affronter des situations déchirantes, mais aussi pour célébrer chaque petite victoire, chaque progrès.

Et c'est dans cette fusion de la science et de l'âme, de la compétence et de la compassion, que la véritable essence de la vocation néonatale se trouve. Ce n'est pas seulement un métier, c'est un engagement profond envers la vie, un serment d'accompagner, de protéger, de chérir ces précieux débuts. Pour ceux qui choisissent cette voie, la néonatalogie devient plus qu'une profession : elle devient une partie intégrante de leur être, un écho constant de leur amour pour la vie et pour l'humanité.

Encourager la nouvelle génération : l'avenir de la néonatalogie

Dans la lueur tamisée d'une unité de néonatologie, où chaque seconde compte et où chaque geste peut être salvateur, se dessine l'avenir de ces tout-petits. Mais parallèlement à cela, un autre avenir se dessine aussi : celui de la néonatalogie elle-même. Encourager la nouvelle génération de soignants à s'immerger dans cette spécialité, à en embrasser les défis et à en porter l'étendard, est essentiel pour garantir que les soins aux nouveau-nés continuent de progresser.

La néonatalogie, avec ses avancées technologiques rapides et ses découvertes scientifiques, évolue constamment. Cette dynamique exige une nouvelle génération de professionnels passionnés, dévoués, et avant tout, formés aux dernières techniques et connaissances. Ces jeunes esprits, avec leur fraîcheur et leur curiosité, sont la clé pour repousser les frontières de ce que nous savons et pouvons faire pour les nouveau-nés.

Mais comment pouvons-nous inspirer et motiver ces futurs pionniers de la néonatalogie?

Raconter les histoires. Rien n'est plus puissant que de partager des témoignages réels, des moments de triomphe et de tragédie, pour montrer l'impact profond de ce métier. Chaque sourire d'un enfant qui a survécu contre toute attente, chaque larme versée avec une famille dans les moments difficiles, est un testament de l'importance de cette profession.

Fournir des opportunités d'apprentissage. Des stages en néonatalogie, des ateliers pratiques, des séminaires de recherche, permettent aux étudiants et aux jeunes professionnels de s'immerger dans le monde de la néonatalogie, d'apprendre des meilleurs et de découvrir leur propre passion.

Soutenir et mentorat. Un accompagnement solide de la part de professionnels expérimentés peut faire toute la différence dans la trajectoire d'un jeune professionnel. Un mentor peut non seulement fournir des connaissances, mais aussi inspirer, encourager et guider.

Mettre en avant l'innovation. La nouvelle génération est née à l'ère digitale, familière avec la technologie et l'innovation. En montrant comment la néonatalogie évolue grâce aux avancées technologiques, on peut captiver leur intérêt et les inciter à être les innovateurs de demain.

Encourager la nouvelle génération, c'est croire en l'avenir. C'est reconnaître que, tout comme ces bébés qui commencent leur vie avec tant de potentiel, la néonatalogie elle-même est à un point de croissance, prête à être façonnée par des mains fraîches et déterminées. L'avenir de la néonatalogie est brillant, plein d'espoir et de promesses, à condition que nous passions le flambeau avec passion et dévouement.

Le futur de la néonatalogie

Le futur de la néonatalogie, une spécialité médicale déjà à la pointe de la technologie et de l'innovation, s'annonce comme une fascinante convergence entre avancées technologiques, nouvelles approches thérapeutiques et une compréhension encore plus profonde des besoins des nouveau-nés.

1. Technologies avancées : L'avenir verra une adoption croissante de technologies telles que l'intelligence artificielle et la robotique pour aider au diagnostic précoce et au traitement des affections néonatales. Des moniteurs connectés pourraient offrir une surveillance en temps réel, détectant les signes avant-coureurs d'un problème bien avant qu'il ne devienne visible.

2. Génomique et thérapies personnalisées : Avec le séquençage génétique devenant plus accessible, il sera possible de détecter des anomalies génétiques et d'offrir des traitements personnalisés dès les premiers jours de vie.

3. Techniques moins invasives : De nouvelles méthodes d'intervention, moins invasives et plus précises, seront développées, réduisant le stress et les risques pour le nouveau-né tout en augmentant les chances de succès.

4. Biotechnologies : L'impression 3D pourrait permettre de créer des organes ou des tissus sur mesure pour remplacer ceux qui sont défectueux chez le nouveau-né.

5. Environnement optimal : Une recherche accrue sur l'importance de l'environnement du nouveau-né (lumière, son, toucher) mènera à des unités de néonatalogie encore plus centrées sur le patient, offrant une atmosphère la plus proche possible de celle de l'utérus.

6. Rôle accru des parents : Une meilleure compréhension de l'importance du lien parent-enfant dans le processus de guérison amènera à impliquer encore plus les parents dans les soins, en les formant et en les soutenant à chaque étape.

7. Approches holistiques : La reconnaissance des bienfaits de méthodes non conventionnelles, comme la musicothérapie ou le toucher thérapeutique, pourrait devenir une partie intégrante du traitement standard en néonatologie.

8. Collaboration interdisciplinaire : Le futur verra une collaboration encore plus étroite entre néonatalogistes, infirmières, psychologues, thérapeutes et autres spécialistes, assurant une prise en charge globale du nouveau-né.

9. Télé-néonatalogie : Avec l'expansion de la télémédecine, les spécialistes pourront offrir des conseils et des consultations à distance, garantissant que les nouveau-nés, où qu'ils soient, aient accès aux meilleurs soins possibles.

Le futur de la néonatalogie se profile comme une ère de soins intégrés, où la technologie, la science et l'humanité convergent pour offrir aux nouveau-nés le meilleur départ possible dans la vie. Bien que confrontés à des défis, avec la passion et le dévouement de ceux qui œuvrent dans ce domaine, l'avenir des soins néonatals s'annonce radieux.

Les avancées technologiques à l'horizon

La dernière décennie a été témoin d'une prolifération exponentielle de technologies innovantes dans divers domaines, et cette tendance semble prête à s'intensifier à l'avenir. Qu'il s'agisse de la santé, de l'énergie, du transport ou de la communication, les avancées technologiques façonnent notre avenir d'une manière que nous n'aurions jamais pu imaginer auparavant. Voici quelques-unes des avancées technologiques les plus prometteuses à l'horizon :

1. Intelligence Artificielle (IA) et Machine Learning : Bien que ces technologies ne soient pas nouvelles, leur intégration dans divers secteurs ne cesse de s'approfondir. L'IA et le machine learning peuvent désormais diagnostiquer des maladies, gérer des systèmes énergétiques complexes, et même composer de la musique.

2. Biotechnologies : Les CRISPR et autres techniques d'édition génique promettent de révolutionner la médecine, offrant la possibilité de guérir des maladies génétiques et de personnaliser les traitements médicaux.

3. Réalité augmentée (RA) et réalité virtuelle (RV) : Au-delà du jeu, ces technologies ont un énorme potentiel dans la formation professionnelle, l'éducation, la conception et même la médecine.

4. Énergie propre : La recherche sur les batteries, la fusion nucléaire et d'autres sources d'énergie renouvelable suggère un avenir où notre dépendance aux combustibles fossiles pourrait diminuer.

5. Véhicules autonomes : Des voitures aux drones de livraison, la technologie des véhicules autonomes pourrait transformer nos systèmes de transport et réduire les accidents de la route.

6. Internet des objets (IoT) : La connexion de presque tous les appareils à Internet peut mener à des villes intelligentes, des maisons plus efficaces et une meilleure compréhension de notre environnement.

7. Neurotechnologie : Des interfaces cerveau-machine à la cartographie du cerveau humain, les avancées dans ce domaine pourraient transformer le traitement des maladies neurologiques et peut-être même améliorer les capacités cognitives.

8. Impression 3D : Au-delà de la fabrication rapide de prototypes, l'impression 3D a le potentiel de révolutionner la fabrication, la médecine (pensez aux organes imprimés) et même la construction de maisons.

9. Nanotechnologie : L'utilisation de particules à une échelle incroyablement petite pourrait avoir d'énormes implications dans la médecine, l'énergie, et la fabrication.

10. 5G et au-delà : Alors que le déploiement de la 5G est en cours, cette technologie promet des vitesses de téléchargement ultra-rapides, une latence réduite et la possibilité de connecter encore plus d'appareils à Internet.

L'horizon technologique est vaste et plein de promesses. Bien sûr, avec chaque avancée vient son propre ensemble de défis, que ce soit éthique, économique ou social. Néanmoins, à mesure que la technologie progresse, elle offre des opportunités sans précédent pour améliorer la vie, résoudre des problèmes anciens et ouvrir de nouvelles voies pour l'avenir de l'humanité.

La recherche actuelle
et ses implications pour la pratique

La recherche joue un rôle fondamental dans l'évolution de tous les domaines, y compris celui de la néonatalogie. Les percées en recherche déterminent les meilleures pratiques, offrent des insights inestimables sur les soins des nouveau-nés et influencent la direction que prendront les soins de santé. Voici un aperçu de la manière dont la recherche actuelle influe sur la pratique en néonatalogie :

1. Méthodes d'Alimentation: La recherche a mis en lumière les avantages extraordinaires du lait maternel pour les prématurés, notamment en ce qui concerne la prévention de la maladie intestinale nécrosante. Cette prise de conscience a encouragé de nombreuses unités de néonatologie à adopter des politiques proactives pour soutenir l'allaitement maternel.

2. Microbiome Néonatal : Les études ont révélé que les premières bactéries à coloniser l'intestin d'un nouveau-né peuvent avoir des conséquences durables sur sa santé. En conséquence, il y a maintenant un intérêt croissant pour protéger et favoriser un microbiome sain chez le nouveau-né, notamment à travers l'utilisation prudente des antibiotiques.

3. Impact de l'Environnement : La recherche a montré l'importance d'un environnement calme, avec une lumière tamisée et un minimum de bruit, pour le développement du prématuré. Cela a conduit à des changements dans la conception des unités de soins néonataux.

4. Approches Non-Pharmacologiques : Des études ont souligné l'efficacité de techniques telles que le toucher thérapeutique, la musicothérapie et le contact peau à peau (aussi appelé méthode Kangourou) dans la prise en charge de la douleur, le réconfort du nouveau-né et l'amélioration de l'attachement parent-enfant.

5. Neuroprotection : La recherche récente se concentre sur l'impact des soins et des interventions sur le cerveau en développement, entraînant des changements dans la manière dont les soins sont administrés pour minimiser les risques de lésions cérébrales.

6. Interventions Minimalement Invasives : Les avancées technologiques et la recherche ont conduit à des procédures minimalement invasives pour les interventions chirurgicales, réduisant ainsi les risques associés et accélérant la récupération.

7. Éthique et Soins Palliatifs : La recherche sur l'éthique et les expériences des familles a façonné la manière dont les professionnels de santé abordent les décisions difficiles, soulignant l'importance d'une communication ouverte, de la compassion et du soutien dans la prise de décisions concernant les soins de fin de vie.

Enfin, il est crucial de reconnaître que, bien que la recherche puisse guider la pratique, il y a souvent un écart entre les deux. L'intégration des résultats de recherche dans la pratique clinique nécessite une formation continue, une sensibilisation et une volonté d'adapter les soins en fonction des nouvelles connaissances. La recherche est un voyage constant, et son impact sur la néonatalogie évolue constamment, conduisant à de meilleures perspectives et à des soins de meilleure qualité pour les plus vulnérables parmi nous.

Vision d'avenir : où la néonatalogie pourrait-elle nous mener dans les prochaines décennies?

La néonatalogie, à l'aube de nouvelles découvertes scientifiques et d'innovations technologiques, nous fait miroiter un avenir où chaque nouveau-né aura la chance d'une vie saine, même face à des circonstances adverses. Mais alors, quelles directions la néonatalogie pourrait-elle emprunter dans les décennies à venir?

À mesure que la compréhension de l'ADN et du génome humain s'approfondit, une nouvelle ère de médecine personnalisée émerge, offrant des possibilités insoupçonnées. Imaginez un monde où, dès les premiers moments de la vie, chaque enfant bénéficie d'une cartographie génétique permettant d'identifier non seulement les maladies potentielles, mais aussi la meilleure manière de les traiter ou même de les prévenir.

En parallèle, la biotechnologie, avec l'avènement des thérapies régénératives, pourrait ouvrir des portes autrefois considérées comme impénétrables. Les tissus endommagés pourraient être réparés, voire remplacés, grâce à des organes cultivés en laboratoire, offrant ainsi aux prématurés une chance de corriger des malformations ou des dysfonctionnements avant même qu'ils ne se manifestent.

L'intégration de la technologie dans la néonatalogie ne s'arrêtera pas là. Avec l'essor de la robotique et de l'intelligence artificielle, on peut envisager des unités néonatales où des robots-assistants participeraient aux soins des nouveau-nés, surveillant en temps réel les signes vitaux, anticipant les besoins et même détectant les premiers signes d'infections ou d'autres complications.
La dimension humaine, cependant, demeurera au cœur de cette spécialité. Les avancées technologiques devront s'harmoniser avec une approche holistique du soin. Les unités néonatales de demain seront probablement conçues pour favoriser encore davantage l'interaction entre le nouveau-né, sa famille et l'équipe médicale. Ces environnements, pensés pour le bien-être et l'équilibre émotionnel de tous, contribueront à une guérison plus rapide et plus sereine.

La néonatalogie de demain, riche de ses avancées scientifiques et de sa sensibilité humaine accrue, nous promet un avenir où chaque nouveau-né, quels que soient ses défis de départ, aura la chance de s'épanouir pleinement dans le monde qui l'attend.

Retrouvez chacun de mes livres publiés sur Amazon sur le lien suivant :

https://www.amazon.fr/dp/B0CP8T3K57

Pour un prix unitaire beaucoup plus intéressant, vous pouvez également acheter l'intégralité de mes livres en format e-books (pdf) sur le site internet suivant :

http://espaceformation-ide.com

Avec toute ma considération…

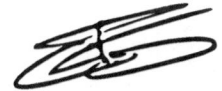

225